Das Notfall-Set

Das Notfall-Set

Erste Hilfe
Vollmachten & Verfügungen
Schweigepflichtentbindung
Mit Notfallpass

Stiftung Warentest

Dr. med. Jessica Braun
Marcus von Jordan

Inhalt

Sie können die Formulare auch kostenlos herunterladen. Den Link und einen QR-Code finden Sie auf Seite 97.

Zu diesem Buch

Die Auseinandersetzung mit Notfällen, Unfällen und Krankheit ist unpopulär. Zwar versteht jeder, dass es sinnvoll ist, bestimmte Vorbereitungen zu treffen. Und doch gelingt es uns meist sehr gut, Gedanken daran zu verdrängen, dass man auch selbst betroffen sein könnte.

Man will sich von der Angst vor einer Situation, die vielleicht niemals eintreten wird, nicht die unbeschwerte Zeit verderben lassen. Dieses Buch wird Ihnen dabei helfen, ganz unaufgeregt einen klaren Blick auf das Thema „Notfall" zu werfen.

Denn genau darum geht es im Ernstfall: ohne Angst aktiv mit der Situation umgehen zu können! Das gelingt nur mit Selbstsicherheit, und diese gewinnen Sie, indem Sie sich möglichst gut vorbereiten und sich grundsätzliches fachliches Wissen aneignen.

Lassen sie sich also ohne Anspannung auf das Thema ein. Übernehmen Sie Verantwortung für sich und für Ihre Mitmenschen. Lernen Sie ein paar elementare Regeln, treffen Sie einige einfache Vorbereitungen und lassen Sie sich den ein oder anderen wertvollen Ratschlag geben.

Wir freuen uns mit Ihnen, wenn Sie diesen Aufwand umsonst auf sich nehmen sollten. Die statistische Wahrscheinlichkeit, dass Sie die Informationen dieses Buches auch verwenden können werden, ist jedoch sehr hoch.

Nach einer Schätzung der Bundesanstalt für Arbeitsschutz und Arbeitsmedizin haben über 10 % der Bevölkerung im Jahr 2015 einen Unfall erlitten. Diese Zahl beinhaltet natürlich auch viele eher harmlose Vorfälle, allerdings fehlen hier auch sämtliche krankheitsbedingten Notfälle.

Wir zeigen Ihnen mittels Illustrationen die eigentlichen Erste-Hilfe-Maßnahmen – Schritt für Schritt, damit Sie wissen, welche Maßnahmen in welcher Reihenfolge durchgeführt werden sollen. Zusätzlich haben wir viele Informationen rund um die Themen Rettung, Vorbeugung, psychische Notfälle sowie Wissenswertes zu Abläufen und Aufenthalten in Krankenhäusern für Sie zusammengetragen.

Im Anhang finden Sie zudem eine ganze Reihe hilfreicher Vordrucke, um Ihre wichtigsten gesundheitlichen Daten zu erfassen und im Notfall parat zu haben. Außerdem enthält dieses Buch einen Notfallpass und einen Organspendeausweis, die Sie beide – ebenso wie die Vordrucke – ganz einfach heraustrennen können.

Sie werden sehen: Es ist ein gutes Gefühl, vorbereitet zu sein, und ein noch viel besseres, anderen im Notfall effektiv helfen zu können! Wir wünschen Ihnen eine interessante Lektüre und ein allzeit sicheres und aktives Leben!

Kurzratgeber

Vorbeugung, Vorbereitung – als selbst Betroffener oder als Ersthelfer –, Informationen zum Euronotruf 112, zu Erste-Hilfe-Kursen, einer guten Hausapotheke und zu Versicherungen: Auf den folgenden Seiten bekommen Sie Antworten auf die wichtigsten Fragen zum Thema Notfall und Erste Hilfe.

Antworten auf die 10 wichtigsten Fragen

Ein Notfall ist nicht planbar. Aber man kann sich sehr wohl darauf einstellen. Denn wer gut informiert ist, kann im Ernstfall ruhig bleiben und zielgerichtet handeln. So schaffen Sie mehr Sicherheit und werden sich auch selbst sicherer fühlen.

Frage 1
Kann man einen Notfall vermeiden?

Notfälle kann man nicht ausschließen. Aber viele Notfälle werden durch Unfälle verursacht – und zur Unfallvermeidung kann man einiges beitragen! Es hilft, sich einige statistische Fakten zu Risiken klarzumachen und das persönliche Umfeld und die eigenen Tätigkeiten diesbezüglich zu betrachten.

Eine große Rolle spielt auch das „psychologische Momentum" – also die Frage, in welchen Lebenslagen und in welchen sozialen Situationen häufig Unfälle passieren und inwieweit das Bewusstsein darüber uns beeinflusst. Typische Beispiele sind die Überschätzung der eigenen Belastbarkeit im zunehmenden Alter oder auch der sprichwörtliche jugendliche Übermut. Im Abschnitt „Unfälle vermeiden" ab S. 62 finden Sie hierzu Informationen und ein paar gedankliche Anregungen.

Frage 2
Was erwartet mich bei einem Notfall?

Eine Notfall-Situation ist auch deshalb so belastend, weil sie mit vielen Ungewissheiten einhergeht: etwa die Sorge um die eigene Gesundheit oder die des Hilfsbedürftigen und die Herausforderung, organisatorische Dinge unter Zeitdruck zu bewältigen. Auch die Frage, was einen erwartet, wenn der Notruf erst einmal abgesetzt ist – wer kommt da jetzt, was passiert als Nächstes mit mir und wie sind die Abläufe im Krankenhaus? Im Kapitel „Vom Notarzt bis zur Intensivstation" ab S. 61 geben wir Ihnen einige Antworten auf diese Fragen und erklären, wie Sie sich als Betroffener oder als Angehöriger am besten verhalten sollten. Wenn es zu einem Notfall kommen sollte, wird Ihnen das helfen, die Ruhe zu bewahren und sich konstruktiv zu verhalten.

Frage 3
Welche medizinischen Unterlagen sollte man parat haben?

Ihre Behandlung im Notfall hängt nicht davon ab, ob Sie alle notwendigen „Papiere" bei sich haben. Beunruhigen Sie sich also nicht, wenn Sie unvorbereitet in eine Klinik eingewiesen werden. Trotzdem ist es sinnvoll, die wichtigsten medizinischen Informationen zu sammeln und griffbereit zu haben. Sie finden verschiedene Vorlagen dazu im Anhang dieses Buches (siehe „Formulare", S. 97). Diese Informationen können sowohl für das Rettungspersonal als auch für die Ärzte sehr hilfreich sein, wenn es darum geht, schnell die für Sie richtigen medizinischen Maßnahmen zu ergreifen. Wer diese Unterlagen sammelt und pflegt, wird außerdem die wichtigsten medizinischen Daten über sich selbst gut kennen und weitergeben können, auch wenn die Unterlagen nicht zur Hand sind.

Kümmern Sie sich darum, dass Ihre Ansprechpartner im Notfall wissen, wo diese Unterlagen zu finden sind, falls Sie selber nicht ansprechbar sein sollten. Umgekehrt sollten Sie Ihrerseits wissen, wo Ihre Angehörigen, Nachbarn oder Freunde ihre Unterlagen aufbewahren (siehe auch „Formulare und Listen für den Notfall", S. 15).

Frage 4
Was muss ich zum Euronotruf 112 wissen?

Bei Gefahr für Leben, Gesundheit sowie Umwelt gilt in allen europäischen Ländern: 112 wählen und die Fragen der Rettungsleitstelle beantworten! Je nach gemeldetem Notfall werden der Notarzt, die Polizei oder Feuerwehr zum Unfallort geschickt. Der Euronotruf 112 funktioniert ohne Vorwahl, ist rund um die Uhr erreichbar und kostenfrei. Wichtig: Legen Sie bitte nie auf, bevor alle Fragen beantwortet worden sind. Der Mitarbeiter der Leitstelle führt Sie durch das Gespräch und beendet es, sobald er alle notwendigen Informationen von Ihnen bekommen hat.

Frage 5
Wie gehe ich mit meiner Angst um?

Erfolgreich helfen ist vor allem eine Frage der richtigen Einstellung. Jeder Helfer wird zunächst einmal ängstlich sein – und das ist wichtig! Denn die Angst macht uns wachsam und hilft, drohende Gefahren zu erkennen. Mutig ist, wer handelt, obwohl er Angst hat! Angesichts eines Unfalls ist oft der erste Gedanke: „Ich will weg hier, ich will damit nichts zu tun haben." Das ist normal. Angst ist ein gutes Warnsignal vor Gefahren, aber Angst kann auch lähmen. Lassen Sie das nicht zu! Nehmen Sie sich die nötige Zeit, um die Situation zu erfassen und mögliche Gefahrenquellen zu erkennen. Gehen Sie mit Bedacht vor, aber handeln Sie. Gehen Sie so ruhig wie möglich auf den Verletzten zu. Versuchen Sie Blickkontakt herzustellen und sagen Sie: „Ich helfe Ihnen!" Sprechen Sie langsam und deutlich. Binden Sie so schnell wie möglich auch andere in die Hilfsmaßnahmen ein – z. B. für den Notruf oder die Absicherung der Unfallstelle. Geben Sie dazu klare Anweisungen. Sollten Sie sich nicht in der Lage fühlen, selbst Erste-Hilfe-Maßnahmen an einem Verletzten durchzuführen, beginnen Sie dennoch mit dem Wesentlichen: Organisieren Sie Hilfe, verständigen Sie die Rettungskräfte und binden Sie Mitmenschen in die Notfallsituation ein, indem Sie Passanten oder vorbeifahrende Autos anhalten oder bei Nachbarn läuten. Fordern Sie Mithilfe und Unterstützung! Oft hat man dabei Glück und findet einen erfahrenen Ersthelfer, mindestens aber Beistand, bis die Rettungskräfte eintreffen.

Frage 6
Kann jede/r helfen?

Unbedingt! Wissen, Entschlossenheit und Übung machen manches möglich, was zunächst vielleicht enorm schwierig erscheint. Wenn Sie wissen, wie es geht, können Sie z. B. einen Verletzten bergen oder in die stabile Seitenlage bringen, obwohl er viel schwerer ist als Sie selbst. Und auch wenn Sie an Ihre körperlichen Grenzen stoßen oder aus Angst nicht aktiv eingreifen können, können und müssen Sie die wichtigste Hilfestellung immer leisten: Verständigen Sie unter allen Umständen den Notruf 112 und bleiben Sie bis zum Eintreffen der Rettungskräfte vor Ort. Sichern Sie die Unfallstelle und entschärfen Sie nach Möglichkeit und ohne sich selbst in Gefahr zu bringen Risikoquellen (Maschinen oder Motoren abstellen, Stromversorgung unterbrechen, Verkehr aufhalten). Leisten Sie dem Betroffenen Zuspruch, sagen Sie ihm, dass Sie Hilfe gerufen haben und dass Sie bei ihm bleiben werden, bis diese eintrifft.

Frage 7
Wie ist die Rechtslage bei der Ersten Hilfe?

Sie haften grundsätzlich nur für unterlassene Hilfeleistung. In Deutschland ist jeder Bürger verpflichtet, in Not geratenen oder hilflosen Personen Hilfe zu leisten, wenn es ihm den Umständen nach zuzumuten ist. Nicht zumutbar ist Hilfeleistung, wenn das Leben oder die Gesundheit des Helfers dadurch bedroht werden (z. B. bei auslaufenden Chemikalien oder Rauchgasentwicklung). Sollten durch einen Laienhelfer, der nach bestem Wissen und Gewissen gehandelt hat, gesundheitliche Beeinträchtigungen beim Verletzten entstehen, schützt der Gesetzgeber diesen und es drohen keine rechtlichen Konsequenzen. Es gilt also: Wer Hilfe anbietet und auch versucht zu helfen, macht alles richtig. Nur zu gaffen oder wegzuschauen, ohne die Rettungskräfte zu rufen, fällt unter den Tatbestand der unterlassenen Hilfeleistung und kann mit einer Geld- oder sogar Freiheitsstrafe geahndet werden. Ebenfalls wichtig zu wissen: Für Helfer im Notfall besteht gesetzlicher Unfallversicherungsschutz, d. h. dass der jeweilige Versicherungsträger für Körper- oder Sachschäden, die Sie in der Ausübung der ersten Hilfe erleiden, haftet. Sie können auch nicht für von Ihnen begangene Sachbeschädigungen oder Ordnungswidrigkeiten im Kontext mit Ihrer Hilfeleistung zur Verantwortung gezogen werden. Der sogenannte „rechtfertigende Notstand“ schützt Sie davor, weil Sie gehandelt haben, um eine Gefahr für das Leben und die Gesundheit eines Verletzten abzuwenden.

Frage 8
Wie geht man mit seelischen Notlagen um?

Nicht immer entsteht ein Notfall aus einem körperlichen Problem. Schicksalsschläge, traumatische Erlebnisse wie Unfälle oder Verbrechen und natürlich psychische Erkrankungen führen oft zu Situationen, die für den Betroffenen völlig unkontrollierbar sind und in denen er sofort Hilfe braucht. Beziehen Sie also auch seelische Notfälle in Ihre Überlegungen mit ein – Sie sollten wissen, wo Sie in solchen Fällen Hilfe finden und wie man betroffenen Personen in solchen Notlagen begegnet. Hilfreiche Informationen hierzu finden Sie im Abschnitt „Notruf bei psychiatrischen Notfällen“ auf S. 82.

Frage 9
Was muss ich zum Thema Erste-Hilfe-Kurs wissen?

Der Grundkurs in Erster Hilfe umfasst bundeseinheitlich lediglich 9 Unterrichtsstunden und kostet nur etwa 30 Euro. Eine gute Investition! Viele der gängigen Anbieter (Johanniter, Rotes Kreuz, ASB, Malteser u. v. m.) bieten auch spezielle Auffrischungstrainings an und gehen auf besondere Erfordernisse der Kursteilnehmer ein. Informieren Sie sich im Internet oder telefonisch über Kursangebote in Ihrer Nähe.

Frage 10
Wie halte ich meine Hausapotheke gut in Schuss?

Eine aufgeräumte Hausapotheke kann nicht nur in Notfällen behilflich sein, weshalb Sie sich die Zeit nehmen sollten, den Inhalt Ihres privaten „Medizinschranks" zu prüfen, auf den neuesten Stand zu bringen und ggf. auszumisten. Lassen Sie sich dabei durch Ihren Arzt oder Apotheker beraten. Eine Checkliste zur Ausstattung einer guten Hausapotheke und viele weitere Informationen – etwa zur umweltbewussten Entsorgung abgelaufener Medikamente – finden Sie auf S. 58.

Formulare und Listen für den Notfall

Im hinteren Teil dieses Buches finden Sie auf knapp 50 heraustrennbaren Seiten Vordrucke wichtiger Formulare und Checklisten, mit denen Sie auf einen möglichen Notfall und dessen Folgen gut vorbereitet sind.

Indem Sie die Unterlagen, die Sie ab S. 97 finden, ausfüllen, können Sie Ihre persönliche „Notfall-Inventur" machen. Dabei werden Sie feststellen, wie gut Sie bereits auf einen möglicherweise eintretenden Notfall vorbereitet sind und an welchen Stellen es noch etwas zu bedenken gilt.

Überprüfen Sie die Angaben und Daten regelmäßig – etwa einmal im Jahr – und ergänzen Sie die Vorgaben unbedingt um Ihre individuellen Bedürfnisse. Hierbei hilft es, sich genau zu überlegen, was für die behandelnden Ärzte speziell in Ihrem Fall wichtig zu wissen ist oder worauf besonders geachtet werden muss, wenn Sie einen Notfall haben sollten.

Zu den Formularen gehören neben wichtigen Angaben zu Ihren individuellen medizinischen Daten die Kontaktinformationen Ihrer betreuenden Ärzte sowie eine ausführliche Checkliste für Helfer für den Fall, dass Sie akut ins Krankenhaus müssen. Sie finden im Formularteil dieses Buches auch ein „Notfallhelfer"-Formular, in dem Sie eine vertraute und gut erreichbare Person festlegen können, die bei einem Notfall als Ansprechpartner fungiert – sowohl für Sie selbst als auch für Ärzte, Angehörige und Freunde. Um besonders gut abgesichert zu sein, empfiehlt es sich, zusätzlich einen zweiten „Notfallhelfer" zu benennen. Entsprechende Formulare finden Sie ab S. 101.

Darüber hinaus haben Sie die Möglichkeit, ab S. 127 eine Patientenverfügung zu erlassen. Eine Anleitung zum Ausfüllen dieses Vordrucks finden Sie im Service auf S. 90. Des Weiteren finden Sie ab S. 141 verschiedene Vollmachten und auf S. 139 eine Schweigepflichtentbindung, die bei einem Notfall gegebenenfalls sinnvoll sein kann.

Verwahren Sie die ausgefüllten Unterlagen zusammen mit anderen medizinischen Dokumenten an einer leicht zugänglichen Stelle zu Hause und sorgen Sie dafür, dass Ihnen nahestehende Personen – etwa Ihre „Notfallhelfer" – ebenfalls wissen, wo alles zu finden ist.

Erste Hilfe

Im folgenden Kapitel haben wir für Sie die wichtigsten Lektionen zur Ersten Hilfe zusammengefasst. Die Grundvoraussetzung für entschlossenes Eingreifen im Notfall ist natürlich ein gutes Selbstbewusstsein – und das hat vor allem, wer gut informiert ist.

Das Wichtigste gleich zu Beginn: kein Buch kann die praktische Erfahrung des Erste-Hilfe-Kurses ersetzen! Das gemeinsame Üben unter professioneller Anleitung ist die beste Grundlage für den Notfall. Sollten Sie zögern, sich für einen Kurs anzumelden, denken Sie daran: Es geht nicht nur darum, einem Fremden auf der Straße zu helfen, sondern im Zweifelsfalle auch um Notfallhilfe für Menschen Ihres unmittelbaren Umfelds – Familienmitglieder, Freunde oder Arbeitskollegen. Zudem werden Ihnen Ihre Erste-Hilfe-Kenntnisse nützen, wenn Sie selbst von einem Notfall betroffen sein sollten: Es wird Ihnen leichter fallen, Ruhe und Übersicht zu bewahren, alles Nötige zu veranlassen oder gegebenenfalls andere entsprechend anzuleiten.

Rettungsschema

Das Rettungsschema zeigt Ihnen, was Sie in einem Notfall in welcher Reihenfolge unternehmen sollten. Prüfen Sie stets das Bewusstsein und die Atmung.

1. Wenn Sie an eine verunglückte Person herantreten, ist die erste Maßnahme, das Bewusstsein des Betroffenen zu prüfen (siehe „Bewusstlosigkeit", S. 20).

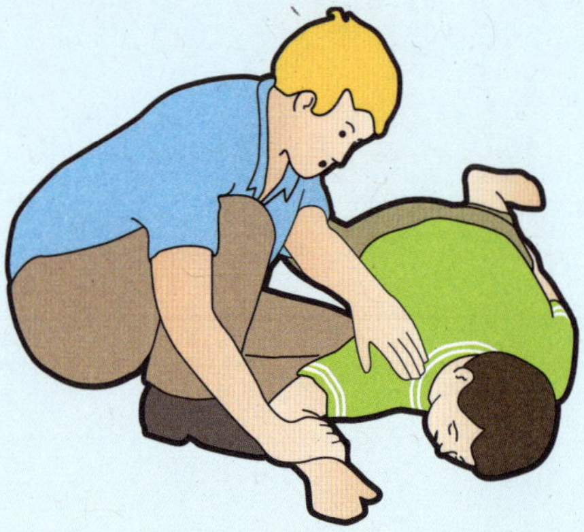

2. Ist der Betroffene ohne Bewusstsein, setzen Sie als Erstes den Euronotruf 112 ab!

3. Überprüfen Sie dann die Atmung (siehe „Atemkontrolle und Atemspende, S. 24).

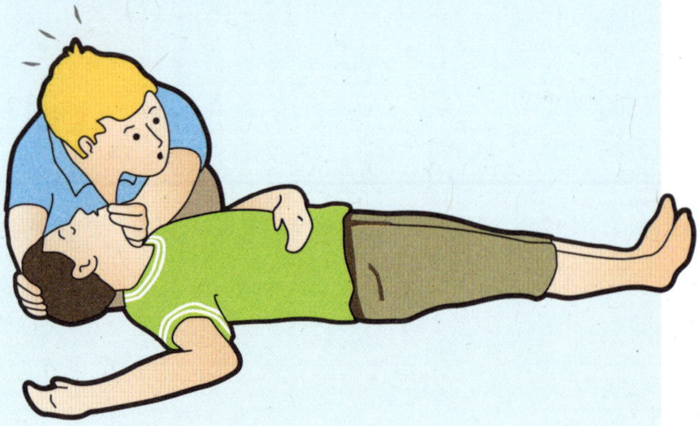

4. Ist der Betroffene bewusstlos – aber er atmet regelmäßig – bringen Sie ihn in die stabile Seitenlage (siehe „Stabile Seitenlage", S. 22), überstrecken Sie seinen Kopf, halten Sie die Atemwege frei und überwachen Sie die Atmung, bis Hilfe eintrifft.

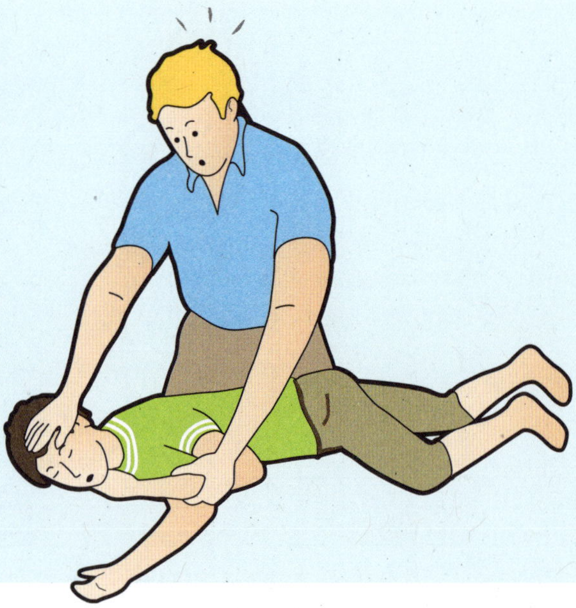

Nehmen Sie sich etwas Zeit und versuchen Sie, sich die einzelnen Schritte gut einzuprägen. Nähere Erklärungen zu den Maßnahmen finden Sie in den jeweiligen Kapiteln.

5 Ist der Betroffene bewusstlos – und er atmet nicht oder nur unregelmäßig – beginnen Sie mit der Herzdruckmassage (siehe „Wiederbelebung", S. 26).

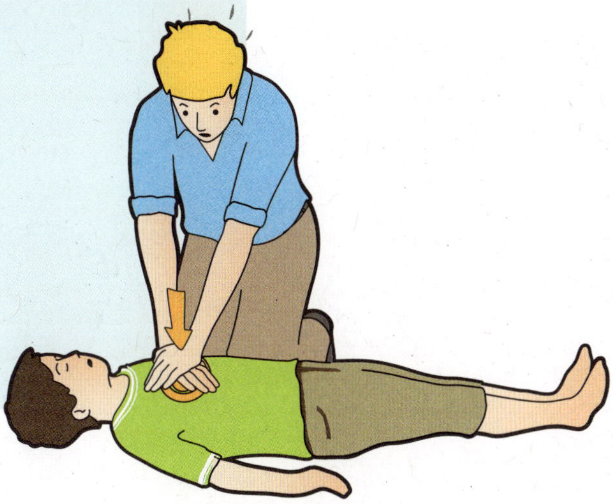

Notruf so schnell wie möglich absetzen!

In Großstädten benötigt der Notarzt bis zu 12 Minuten und auf dem Land bis zu 20 Minuten oder mehr, bis er am Notfallort eintrifft. Für die betroffene Person zählt aber jede Minute, denn ohne effektive Erste-Hilfe-Maßnahmen sinkt ihre Überlebenschance rasant – und gleichzeitig steigt die Wahrscheinlichkeit von bleibenden Schäden.

Sie können den Mitarbeiter der Notrufzentrale bitten, Sie über das Telefon bei den weiteren Maßnahmen zu unterstützen: „Sagen Sie mir jetzt, was ich tun soll, bis die Rettungskräfte eintreffen."

Bewusstlosigkeit und Atmung

Da Bewusstlosigkeit oft mit einer Funktionsstörung des Gehirns (Sitz des Atemzentrums) und einem Kontrollverlust über die Muskulatur – auch der Atemmuskulatur – einhergeht, gilt dieser Zustand als besonders bedrohlich und erfordert schnelles Umlagern in die Seitenlage, um die Atmung zu unterstützen.

Der Tod durch Ersticken ist leider der schnellste Tod – er tritt bereits nach nur wenigen Minuten ein. Im Gegensatz dazu haben schwere Blutungen, Herzinfarkt und Schlaganfall ein deutlich längeres Überlebensfenster.

Bewusstlosigkeit

Wenn ein Betroffener nicht auf Ansprache und Schmerzreize reagiert, spricht man von einer Bewusstlosigkeit. Wichtig ist: jede Bewusstlosigkeit muss ärztlich untersucht werden!

1 Sprechen Sie den Verletzten mit lauter Stimme an: „Wie ist dein Name?“ Fordern Sie ihn auf, Kontakt mit Ihnen aufzunehmen: „Mach die Augen auf!“

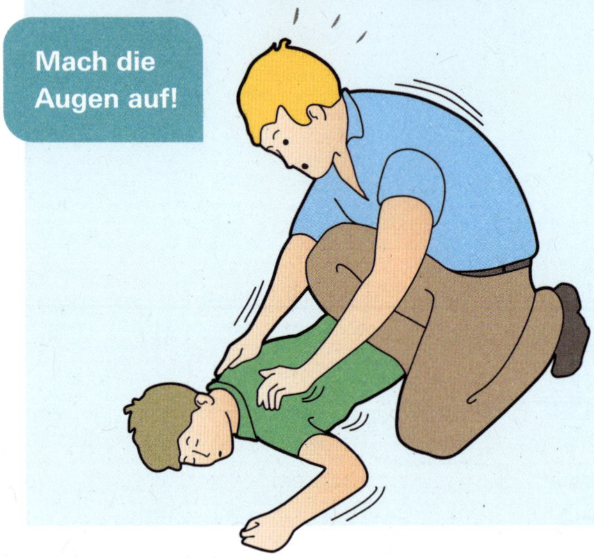

2 Wenn er nicht reagiert, rütteln Sie den Verletzten kräftig mit Ihren beiden Händen an seinen Schultern.

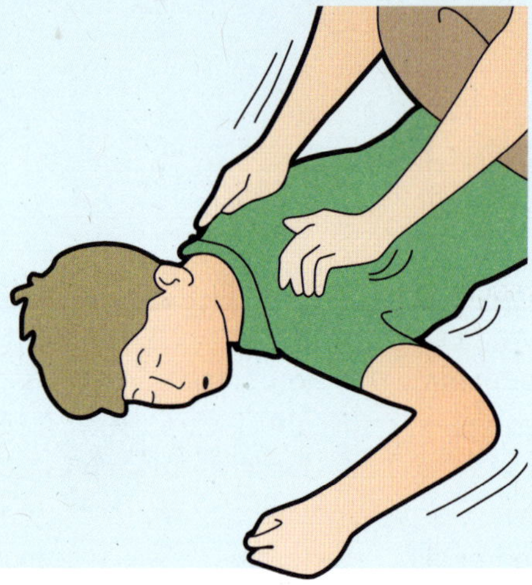

3 Wenn hierauf keine Reaktion erfolgt, setzen Sie einen Schmerzreiz, indem Sie den Verletzten in den Arm zwicken. Reagiert er dann immer noch nicht, können Sie sicher sein, dass er bewusstlos ist.

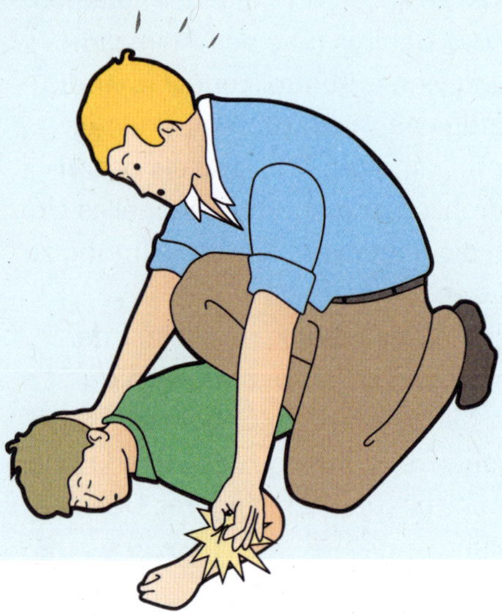

4 Setzen Sie den Euronotruf 112 ab. Wenn möglich, beauftragen Sie mit dem Notruf einen anderen Helfer.

5 Prüfen Sie die Atmung des Bewusstlosen (siehe „Atemkontrolle“, S. 24).

6 Wenn Sie sicher sind, dass der Betroffene atmet, lagern Sie ihn in der stabilen Seitenlage (siehe „Stabile Seitenlage“, S. 22). Atmet er nicht, beginnen Sie mit der Herzdruckmassage (siehe „Wiederbelebung“, S. 26).

7 **Verhindern Sie, dass der Betroffene auskühlt, indem Sie ihn mit Ihrer Jacke oder einer Decke wärmen. Sie können auch die Rettungsfolie aus dem Verbandskasten nehmen.**

8 **Bleiben Sie bei dem Bewusstlosen, bis die Rettungskräfte eintreffen.**

Ursache für eine Bewusstlosigkeit

Ursache einer Bewusstlosigkeit ist eine Störung der Gehirnfunktionen. Wahrnehmung, Gedächtnis und körperliche Funktionen sind dann nicht mehr abrufbar. Oftmals handelt es sich um eine Durchblutungsstörung und Sauerstoffmangel im Gehirn, etwa im Rahmen eines Schlaganfalls, eines plötzlichen Blutdruckabfalls oder unfallbedingter Gehirnverletzungen. Auch Stoffwechselstörungen wie Unterzuckerung können Bewusstlosigkeit auslösen, genauso wie Vergiftungen durch Alkohol, Medikamente oder andere chemische Substanzen. Weitere Gründe können Stresszustände und nervliche Erkrankungen wie Krampfleiden oder Gehirnhautentzündung sein.

Was auch immer die Ursache der Bewusstlosigkeit im konkreten Fall ist: Wichtig für Sie ist vor allem zu wissen, wie man das Bewusstsein prüft und welche Maßnahmen Sie als Ersthelfer ergreifen sollten.

Verschiedene Formen der Bewusstlosigkeit

Bei leichteren Störungen der Hirntätigkeit spricht man von **„Benommenheit“**, ein Zustand, in dem der Betroffene schläfrig und nur eingeschränkt reaktionsfähig ist. Sie kennen dies womöglich von alkoholisierten Personen. Durch lautes Ansprechen und körperliches Rütteln lässt sich aber Kontakt herstellen; die Person reagiert, indem sie sich bewegt oder Laute von sich gibt.

Bei einer kurzen Bewusstlosigkeit spricht man von **„Ohnmacht“**. Das Gehirn bekommt dann zu wenig Sauerstoff, weil zum Beispiel die Durchblutung schlecht ist. Betroffene können aus dem Stand heraus stürzen und es kann zu unkontrolliertem Harn- und Stuhlabgang kommen.

Handelt es sich dagegen um eine sehr tiefe und länger andauernde Bewusstlosigkeit, bezeichnet man dies als **„Koma“**. Hierbei kommt es zum Abschalten der meisten Gehirnfunktionen und daher auch zu anschließenden Gedächtnislücken.

Stabile Seitenlage

Eine bewusstlose Person muss immer in die stabile Seitenlage gebracht werden. Der lebensrettende Handgriff: den Kopf des Verletzten überstrecken und seinen Mund öffnen.

1 Legen Sie den Bewusstlosen mit ausgestreckten Beinen in Rückenlage und knien Sie sich auf seiner rechten Körperseite neben ihn.

2 Winkeln Sie nun das linke Bein des Bewusstlosen so an, dass der Fuß auf dem Boden steht, und legen Sie den linken Arm des Bewusstlosen angewinkelt auf dessen Bauch.

3 Den rechten Arm des Bewusstlosen legen Sie abgewinkelt nach oben, sodass die Handinnenfläche nach oben schaut.

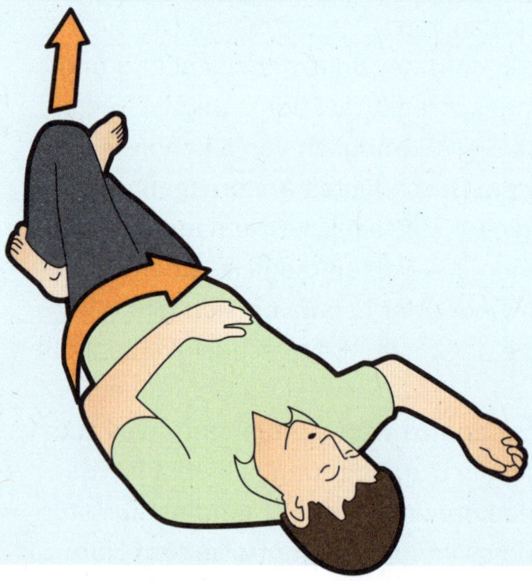

4 Fassen Sie den Bewusstlosen zugleich an der linken Schulter und der linken Hüfte und drehen Sie ihn zu sich auf die Seite.

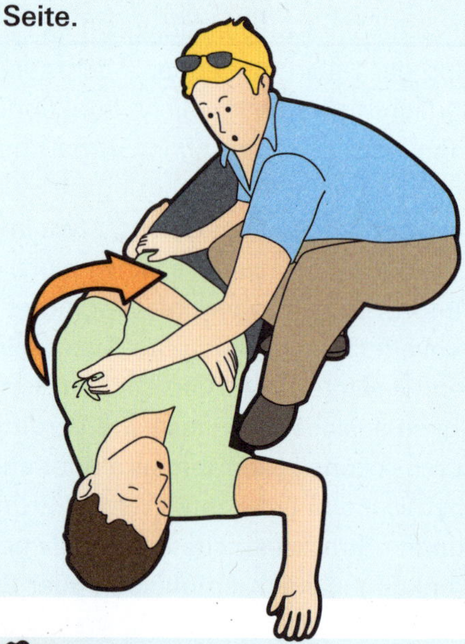

5 Schieben Sie nun die linke Hand des Bewusstlosen unter sein Kinn, überstrecken den Kopf dabei ein wenig nach hinten und versuchen Sie, vorsichtig den Mund des Bewusstlosen zu öffnen.

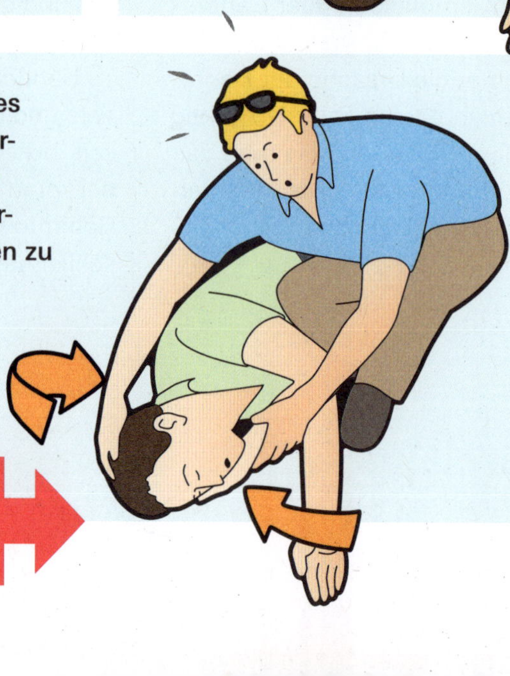

Der lebensrettende Handgriff: Kopf überstrecken!

6 Bleiben Sie unbedingt bei dem Bewusstlosen, bis der Notarzt eintrifft. Achten Sie darauf, dass der Kopf überstreckt und der Mund geöffnet bleibt.

7 Überprüfen Sie regelmäßig, ob der Bewusstlose noch atmet (siehe „Atemkontrolle und Atemspende", S. 24).

8 Um ein Auskühlen am Boden zu verhindern, wärmen Sie den Bewusstlosen mit verfügbarer Kleidung, Decken oder einer Rettungsfolie aus dem Erste-Hilfe-Kasten.

Atemwege freihalten

Bewusstlose Personen reagieren nicht, wenn man sie kneift oder schüttelt, sie können aber selbstständig atmen. Es kann bei Bewusstlosen jedoch leicht zu Problemen mit der Atmung kommen: Erbrochenes, Blut oder auch die erschlaffte Rachenmuskulatur blockieren dann die Atemwege. Bringen Sie daher jeden Bewusstlosen in die stabile Seitenlage – so stellen Sie sicher, dass der Verletzte gut atmen kann, bis der Notarzt eintrifft.

Häufige Fragen

Wieso sollten Schwangere immer auf die linke Seite gelegt werden?
Schwangere Frauen sollten immer in die linke Seitenlage gebracht werden – wenden Sie die genannten Maßnahmen bei einer bewusstlosen Schwangeren also genau seitenverkehrt an. So wird verhindert, dass das Kind auf die mütterliche Hohlvene drückt – der Kreislauf von Mutter und Kind wird entlastet.

Kann es gefährlich für die Wirbelsäule sein, wenn man eine bewusstlose Person in die stabile Seitenlage bringt?
In der Ersten Hilfe stuft man die akute Bedrohung durch einen Atemstillstand als größte Gefahr ein, selbst im Vergleich zu einer möglichen Verschlimmerung einer Wirbelsäulenverletzung, zu der es durch das Bewegen der bewusstlosen Person kommen könnte.

Atemkontrolle und Atemspende

Die Atemkontrolle gehört zu den wichtigsten Maßnahmen der Ersten Hilfe, denn ohne Sauerstoff kommt es innerhalb weniger Minuten zu einer lebensbedrohlichen Situation.

1 Wenn eine bewusstlose Person nicht regelmäßig atmet, setzten Sie sofort den Notruf 112 ab.

2 Atemkontrolle: Legen Sie den Verletzten in Rückenlage auf eine flache, harte Unterlage und knien Sie sich seitlich neben ihn.

3 Überprüfen Sie folgende Fragen: Kann ich an Mund oder Nase Luftbewegungen fühlen? Kann ich Bewegungen des Brustkorbes sehen oder mit meiner Hand spüren? Kann ich Atemgeräusche hören? Verwenden Sie für diese Kontrolle nicht mehr als 10 Sekunden!

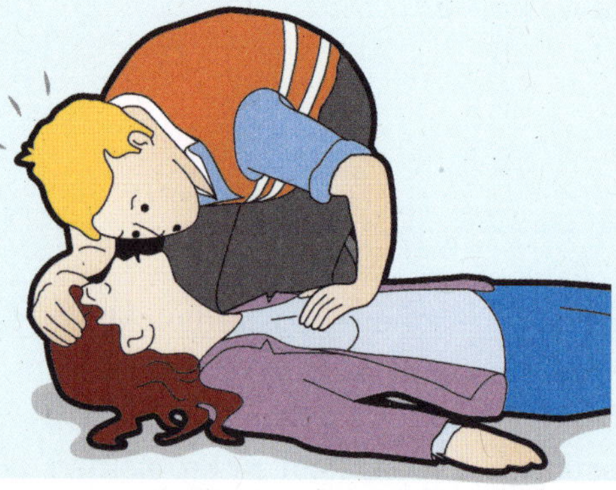

4 Ist bei einem Erwachsenen keine Regelmäßige Atmung feststellbar, beginnen Sie mit der Herzdruckmassage (siehe „Wiederbelebung“, S. 26).

5 Atemspende für Geübte/bei Kindern: Öffnen Sie, wenn möglich, den Mund und entfernen erkennbare Fremdkörper (Zahnspangen, Essensreste).

6 Fassen Sie den Kopf des Verletzten mit einer Hand an der Stirn, mit der anderen Hand am Kinn und kippen den Kopf leicht nach hinten. Manchmal kommt es bereits durch dieses Überstrecken wieder zur spontanen Atmung.

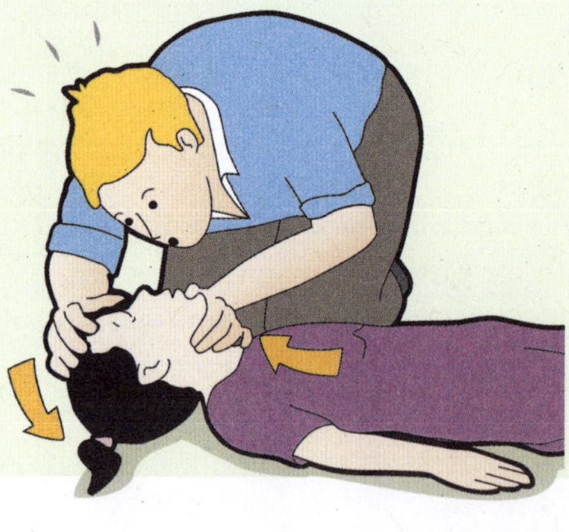

Wenden Sie die Atemspende bei Erwachsenen an, wenn Sie sich dazu in der Lage fühlen oder entsprechend ausgebildet sind. Bei Kinder sollten Sie auch als ungeübter Laie immer die Atemspende versuchen.

7 **Beatmung:** Bei Säuglingen und Kleinkindern den eigenen Mund sowohl um Mund als auch um Nase aufsetzen, bei größeren Kindern und Erwachsenen Mund-zu-Mund-Beatmung (dabei Nase zuhalten) oder Mund-zu-Nase-Beatmung (dabei Mund zuhalten) anwenden.

8 Holen Sie Luft und blasen Sie dem Verletzten die Ausatemluft ein, bis sich dessen Brustkorb sichtbar hebt. Drehen Sie nach jeder Beatmung Ihren Kopf zur Seite und holen erneut Luft.

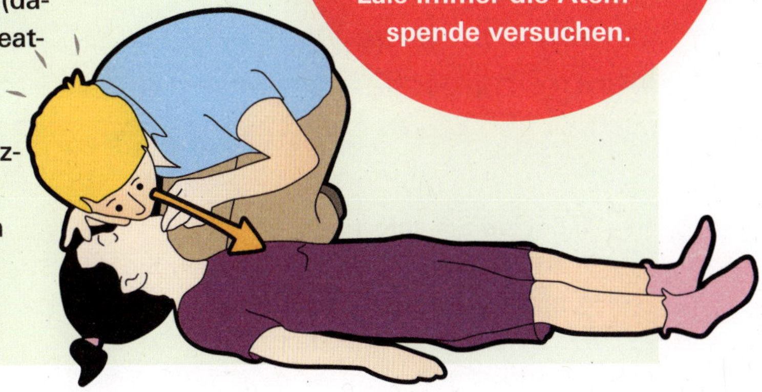

9 Bei Kindern immer zuerst 5 x beatmen. Setzt danach keine spontane Atmung ein, beginnen Sie mit der Wiederbelebung (siehe S. 28)

Ursachen eines Atemstillstands

Die Ursachen eines Atemstillstands können sehr vielfältig sein. Neben akuten Schädelverletzungen durch Unfälle kommen Vergiftungen und Komplikationen verschiedener Erkrankungen in Betracht. Auch das Verschlucken von Fremdkörpern oder das Zuschwellen des Rachenraumes – als allergische Reaktion auf einen Insektenstich – kann zu einem Atemstillstand führen. Bei den beiden letztgenannten Beispielen wird eine Beatmung nur schwerlich oder gar nicht möglich sein, insbesondere, wenn sich der Fremdkörper nicht entfernen lässt (siehe „Atemstörungen", S. 38). Ausgebildete Rettungskräfte führen dann einen Luftröhrenschnitt durch – dem Laien wird in dieser Situation allerdings empfohlen, mit der Herzdruckmassage zu beginnen.

Hinweise auf Atemstillstand

Bei allen bewusstlosen Personen müssen Sie damit rechnen, dass auch ein Atemstillstand vorliegen kann. Anzeichen sind fehlende Bewegungen des Brustkorbes und keine hör- oder fühlbaren Luftströme an Mund und Nase des Verletzten. Eine Blaufärbung von Haut und Lippen aufgrund des Sauerstoffmangels tritt erst nach einigen Minuten ein. Die Pupillen können stark erweitert sein.

Wiederbelebung bei Erwachsenen

Bei bewusstlosen Erwachsenen, die nicht eindeutig normal atmen, erfolgt die Wiederbelebung mit Herzdruckmassage. Nur geübte Helfer wenden zusätzlich die Atemspende an.

1. Setzen Sie sofort den Euronotruf 112 ab. Wenn möglich, beauftragen Sie damit einen anderen Helfer und kümmern sich um den Verletzten.

2. Legen Sie den Verletzten in Rückenlage auf den Fußboden und knien Sie sich auf Höhe seines Brustkorbes seitlich neben ihn.

3. Suchen Sie den Druckpunkt am unteren Drittel des Brustbeines.

4. Beugen Sie sich mit Ihrem ganzen Oberkörper über den Verletzten und drücken Sie dann den Brustkorb mit ausgestreckten Armen um 1/3 seines Durchmessers ein. Ihre Druckbewegung kommt dabei nur aus der Hüfte.

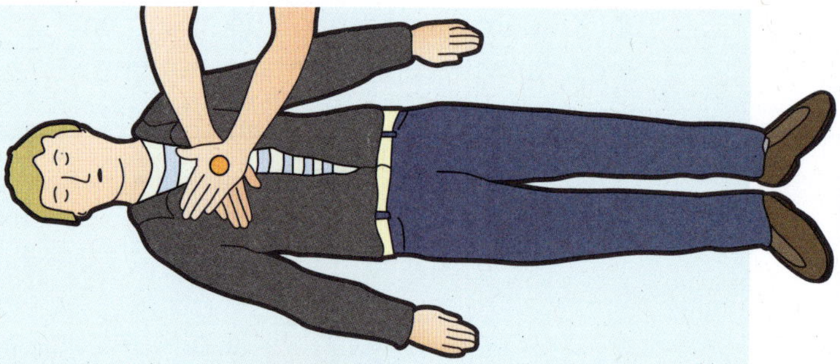

5. Danach entlasten Sie den Brustkorb komplett, indem Sie sich wieder aufrichten. Ihre Hände bleiben dabei aber stets auf dem Druckpunkt.

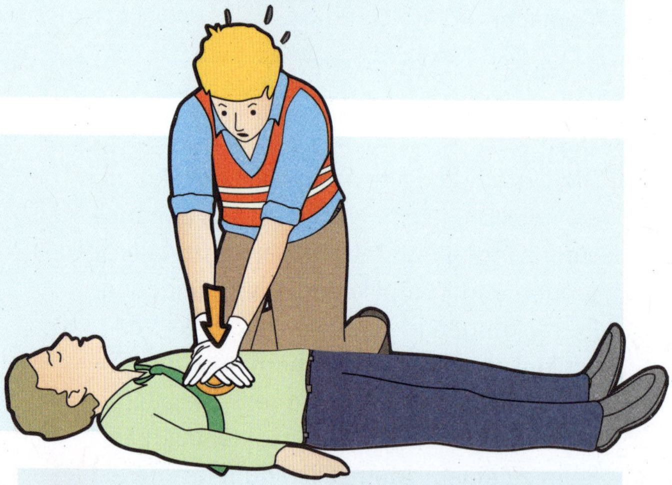

6. Das Tempo der Herzdruckmassage sollte 100 x Drücken pro Minute betragen. Geübte Helfer: Herzdruckmassage zu Beatmung im Wechsel 30:2.

7. Führen Sie die Herzdruckmassage so lange fort, bis die normale Atmung einsetzt, ein AED-Gerät angeschlossen ist oder die Rettungskräfte eintreffen.

8. Wechseln Sie sich dabei nach Möglichkeit mit anderen Helfern ab.

Häufige Fragen

Warum wird nach aktuellen Richtlinien bei der Wiederbelebung von Erwachsenen für den Laien keine Atemspende mehr zwingend vorgeschrieben?
Erwachsene erleiden in den meisten Fällen einen Herz-Kreislauf-Stillstand. Auch wenn das Herz stehen bleibt, hat das Blut noch für einige Minuten genug Sauerstoff. Dieser muss aber zum Gehirn gepumpt werden. Daher ist der sofortige Beginn der Herzdruckmassage so wichtig! Zusätzlich überfordert der rhythmische Wechsel zwischen Atemspende und Druckmassage ungeübte Helfer häufig zusätzlich zur Notfallsituation.

Soll ich zunächst einen Puls suchen, bevor ich mit der Wiederbelebung beginne?
Nein, selbst für Rettungskräfte ist es manchmal schwer, in diesen Situationen den Puls zu beurteilen. Möglicherweise fühlt man vor lauter Aufregung nur seinen eigenen Puls und verliert zudem wertvolle Zeit, bis man mit den Erste-Hilfe-Maßnahmen beginnt.

Was, wenn der Bewusstlose gar keinen Herzstillstand hat und ich trotzdem eine Herzdruckmassage durchführe?
Dann kann es sein, dass die Person wieder zu Bewusstsein kommt und Sie mit der Wiederbelebung aufhören können. Es kann auch sein, dass der Bewusstlose eine Abwehrbewegung macht, sobald Sie mit der Herzdruckmassage beginnen. So oder so richten Sie keinen Schaden an! Bleiben Sie auf jeden Fall bei der Person und prüfen Sie bis zum Eintreffen der Rettungskräfte regelmäßig Bewusstsein und Atmung (siehe „Rettungsschema“, S. 18).

Wie gelingt die Herzdruckmassage?
Ganz wichtig: eine harte Unterlage für den Betroffenen. Versuchen Sie nicht, Wiederbelebungsmaßnahmen im Bett oder auf dem Sofa durchzuführen! Dort wird der Druck Ihrer Massage verpuffen, statt das Blut aus dem Herzen in den Kreislauf zu drücken. Zudem hilft es sehr, wenn sich mehrere Helfer bei der Durchführung der Wiederbelebungsmaßnahmen abwechseln können. Denn eine Wiederbelebung ist körperlich anstrengend und so vermeiden Sie, dass Ihnen bis zum Eintreffen der Rettungskräfte die Energie ausgeht. Zudem verschafft die Teamarbeit mehr Selbstsicherheit und Zuversicht.

Was passiert, wenn ich den Betroffenen verletze (etwa einen „Rippenbruch“)?
Das passiert sehr viel seltener als angenommen und spielt für den Bewusstlosen eine untergeordnete Rolle, da es vorrangig um sein Überleben geht. Unser Brustkorb ist beweglich und elastisch, die Rippen sind mit dem Brustbein über biegsame Knorpel und mit der Wirbelsäule über Gelenke verbunden. Die Lunge ist zudem ein sehr dehnbares Organ. Im Gegensatz zu allgemeinen Befürchtungen wird eher „zu leicht“ als „zu fest“ und oft auch „zu langsam“ gedrückt. Generell gilt: Bei Erwachsenen mit zwei Händen, bei Kindern mit einer Hand und bei Säuglingen mit zwei Fingern drücken.

Wiederbelebung bei Kindern und Säuglingen

1. Legen Sie das Kind auf eine harte flache Unterlage, z. B. Tisch.

2. Zuerst 5 x beatmen: Bei Kindern Mund-zu-Mund oder Mund-zu-Nase (siehe „Atemspende“, S. 24), bei Säuglingen den eigenen Mund sowohl um Mund als auch um Nase aufsetzen. Beachten Sie die Größe des Kindes und blasen Sie entsprechend vorsichtig.

3. Setzen Sie den Euronotruf 112 ab. Wenn möglich, beauftragen Sie damit einen anderen Helfer und kümmern sich weiter um das Kind.

4. Suchen Sie den Druckpunkt am unteren Drittel des Brustbeines.

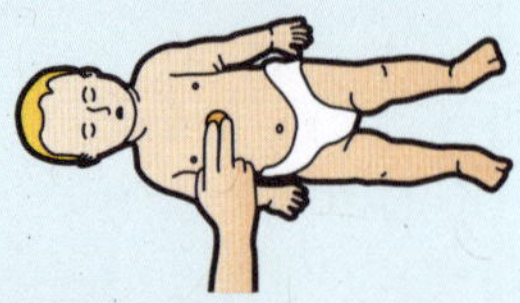

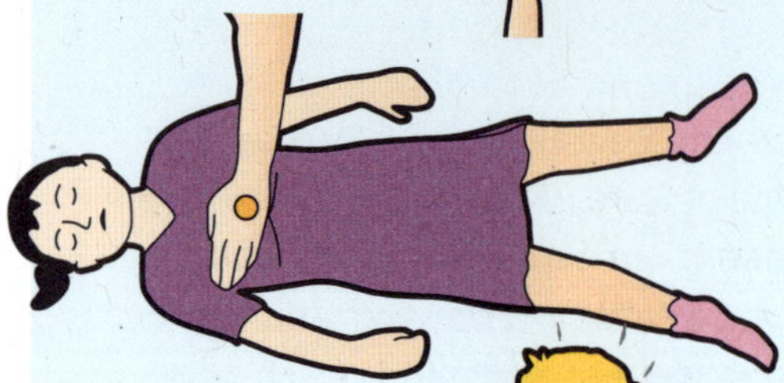

5. Drücken Sie den Brustkorb mit 2 Fingern/einer ganzen Hand (je nach Größe des Kindes) um 1/3 seines Durchmessers ein, danach entlasten Sie ihn wieder komplett.

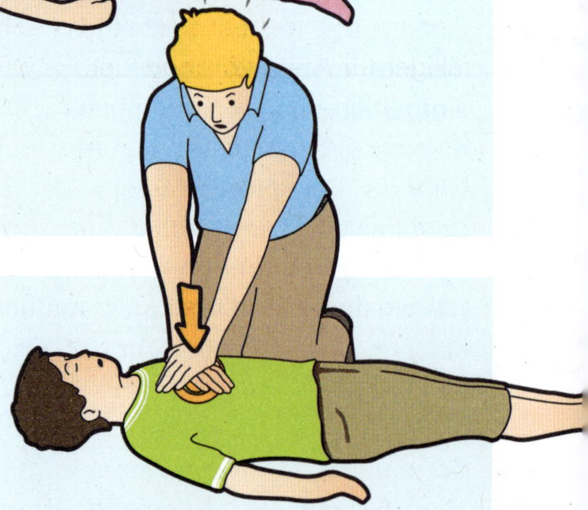

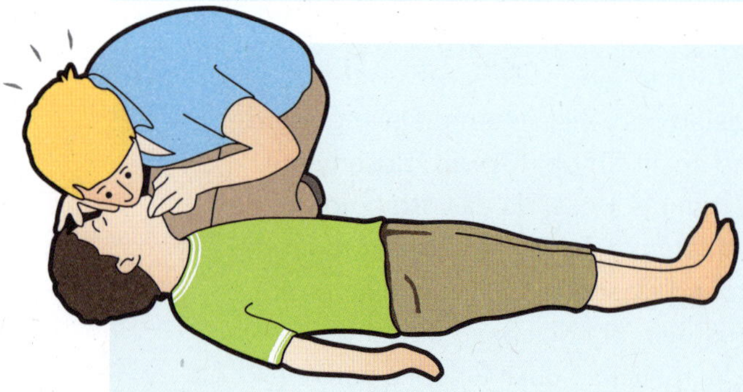

6. Das Tempo der Herzdruckmassage sollte 100 – 120 x drücken pro Minute betragen, also ca. 2 x pro Sekunde.

7. Führen Sie Herzdruckmassage und Beatmung im Wechsel durch: 30 x drücken, 2 x beatmen.

8. Führen Sie die Herzdruckmassage solange fort, bis die normale Atmung einsetzt, ein AED-Gerät für Kinder angeschlossen ist oder die Rettungskräfte eintreffen.

9. Wechseln Sie sich dabei nach Möglichkeit mit anderen Helfern ab.

Häufige Fragen

Warum ist die Atemspende bei Kindern und Säuglingen so wichtig?

Bei Kindern ist die körperliche Ausgangssituation eine andere als bei Erwachsenen: Sie verbrauchen mehr Sauerstoff und haben zugleich weniger Atemreserven. Zudem ist das Gehirn noch nicht ausgereift, sodass es anfälliger für Atemstörungen ist. Es wird daher empfohlen, bei der Wiederbelebung von Kindern mit einer 5-maligen Atemspende zu beginnen und anschließend Herzdruckmassage und Atemspende im Verhältnis 30:2 abzuwechseln. Sollten Sie alleine sein, setzen Sie den Notruf erst ab, wenn Sie das Kind 5x beatmet haben, ansonsten beauftragen Sie einen anderen Helfer, Hilfe zu rufen.

Brauche ich zur Wiederbelebung ein AED-Gerät – und darf ich es auch bei Kindern anwenden?

Prüfen Sie, ob in der Nähe ein AED-Gerät (siehe „AED", S. 30) zur Verfügung steht und wenden Sie dieses an, allerdings nicht bei Kindern unter einem Jahr. Bei Kindern zwischen 1–8 Jahren sollen nach Möglichkeit spezielle Elektroden verwendet werden. Verschwenden Sie aber keine Zeit mit der Suche nach einem AED! Ist nicht unmittelbar ein Gerät verfügbar, beauftragen Sie einen anderen Helfer oder umstehende Passanten damit, eines zu besorgen.

Wichtige Anregung

Besprechen Sie Fragen und Ängste rund um das Thema Wiederbelebung mit Ihrer Familie und Freunden, am besten aber auch an Ihrem Arbeitsplatz oder z. B. im Sportverein – Sie werden sehen, es werden sich alle wohler fühlen, wenn man über die häufigsten Ängste bei diesem Thema spricht und anschließend einen gemeinsamen „Notfallplan" entwickelt. Am besten motivieren Sie sich und andere zu einer Auffrischung aller Kenntnisse zur Ersten Hilfe in einem entsprechenden Kurs!

AED – der Defibrillator

Beim Einsatz des sogenannten „Defi“ geht es darum, dem Betroffenen Elektroden anzulegen, sodass das Gerät den Herzrhythmus messen und mit einem Stromschock die lebensgefährlichen Rhythmusstörungen beenden kann.

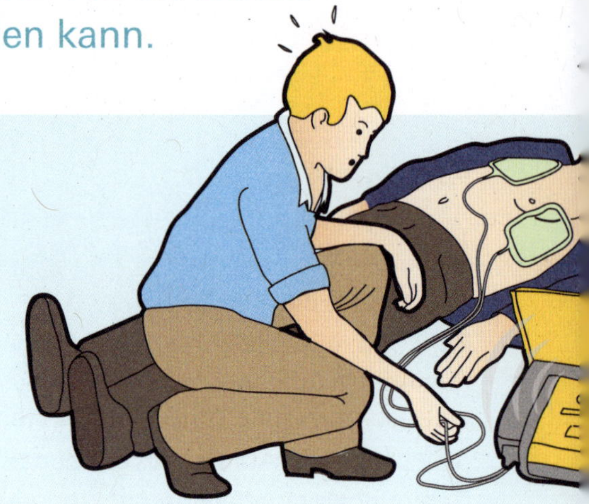

Wie funktioniert ein AED-Gerät?
Der automatisierte externe Defibrillator ist ein medizinisches Gerät, das explizit für die Erste Hilfe durch Laien entwickelt wurde.
Und: Das Gerät „spricht“ mit Ihnen! Öffnen Sie den AED und sogleich wird eine Stimme Sie durch alle notwendigen Schritte leiten. Im Folgenden ein Beispiel für eine AED-Sprachanleitung:

1. „Achtung, folgen Sie den Anweisungen.“
2. „Setzen Sie den Euronotruf 112 ab.“
3. „Entfernen Sie die Kleidung vom Brustkorb des Patienten.“
4. „Öffnen Sie die Verpackung der Klebeelektroden.“
5. „Ziehen Sie eine Elektrode von der Schutzfolie ab und kleben Sie diese wie abgebildet auf den nackten Oberkörper.“
6. „Drücken Sie diese nun fest an.“
7. „Ziehen Sie die zweite Elektrode von der Folie ab und kleben Sie auch diese wie abgebildet auf den nackten Oberkörper.“
8. „Achtung: Ab jetzt darf niemand mehr den Patienten berühren!“
9. „Achtung: Der Schock wird vorbereitet!“
10. Es folgt ein lauter Warnton und der Elektroschock wird je nach Gerätehersteller automatisch ausgelöst oder Sie werden aufgefordert, einen „Start“-Knopf zu drücken.
11. Das Gerät wird Sie im Anschluss anweisen, mit der Herzdruckmassage fortzufahren. In regelmäßigen Abständen wird das Gerät Sie wieder bitten, vom Patienten zurückzutreten, damit es den Herzrhythmus erneut auswerten und bei Bedarf noch mal einen Schock auslösen kann.

Einen „Defi" bei der Ersten Hilfe einsetzen

Der plötzliche Herztod wird in 85 % der Fälle durch schwere Herzrhythmusstörungen verursacht. Blut und somit auch Sauerstoff werden nicht mehr transportiert. Der Betroffene wird bewusstlos und hört auf zu atmen. Ab diesem Moment vermindert sich seine Überlebenschance pro Minute um etwa 10 %. Darum ist es so wichtig, dass Sie – nach Absetzen des Notrufs 112 – unverzüglich mit der Herzdruckmassage beginnen! Rufen Sie dabei laut um Hilfe und verschaffen Sie sich so Unterstützung. Ein zweiter Helfer kann den AED holen und helfen, ihn einzusetzen. Achten Sie beim Einsatz des AED darauf, die Herzdruckmassage nur jeweils so kurz wie nötig zu unterbrechen. Setzen Sie das Gerät nicht bei Kindern unter 1 Jahr an. Bei Kindern zwischen 1–8 Jahren sollen, wenn vorhanden, spezielle Elektroden benutzt werden.

Häufige Fragen

Wo kann ich die Anwendung eines AED erlernen?
Seit 2011 sind AED-Geräte Teil der Ausbildungsrichtlinien für Erste-Hilfe-Kurse. Nehmen Sie sich die Zeit und besuchen Sie mal wieder einen solchen Kurs! Im Internet finden Sie auf YouTube unter dem Suchbegriff „AED-Geräte" oder auf den Homepages verschiedener Gerätehersteller Videos, die den Umgang mit „Defis" erklären.

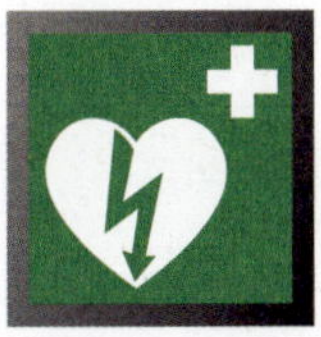

Wo finde ich AED-Geräte im öffentlichen Raum?
Die Abdeckung mit „Defis" ist im städtischen Raum mittlerweile recht gut, während im ländlichen Raum eher selten ein Gerät zur Verfügung steht. Meist sind die Geräte in Eingangsbereichen oder Sanitätsräumen platziert. In Bahnhöfen sind die Geräte häufig in Notrufsäulen integriert. Im Internet finden sich Karten, auf denen die Standorte aktuell gelistet sind, und es stehen auch entsprechende Apps für Ihr Smartphone zur Verfügung. Das universelle AED-Zeichen ist ein weißes Herz mit grünem Pfeil vor grünem Hintergrund (siehe Abbildung).

Kann ich dem Betroffenen schaden, weil er den Elektroschock vielleicht gar nicht gebraucht hätte?
Nein. Der „Defi" misst den Herzrhythmus des Betroffenen und erkennt, ob ein Schock nötig ist oder nicht.

Gefährde ich mich selber durch die Spannung?
Nein. Befolgen Sie einfach die Anweisungen, die Ihnen das Gerät gibt. Der „Defi" sagt Ihnen genau, wann Sie den Betroffenen nicht berühren dürfen und wann Sie mit einer Herzdruckmassage fortfahren sollen.

Schock

Im alltäglichen Sprachgebrauch nutzen wir das Wort „Schock" oft für einen starken Schrecken. In der Medizin beschreibt es jedoch einen akuten lebensbedrohlichen Zustand.

1. Setzen Sie sofort den Euronotruf 112 ab. Wenn möglich, beauftragen Sie damit einen anderen Helfer und kümmern sich weiter um den Verletzten.

2. Bringen Sie den Verletzten in die Schocklagerung: Oberkörper flach. Lagern Sie mit einer Decke o. Ä. die Beine ca. 30 cm erhöht – alternativ knien Sie sich neben den Verletzten und legen die Beine auf Ihren Oberschenkeln ab.

3. Sprechen und beruhigen Sie den Verletzten. Sagen Sie ihm, dass Sie bei ihm bleiben und dass Hilfe unterwegs ist.

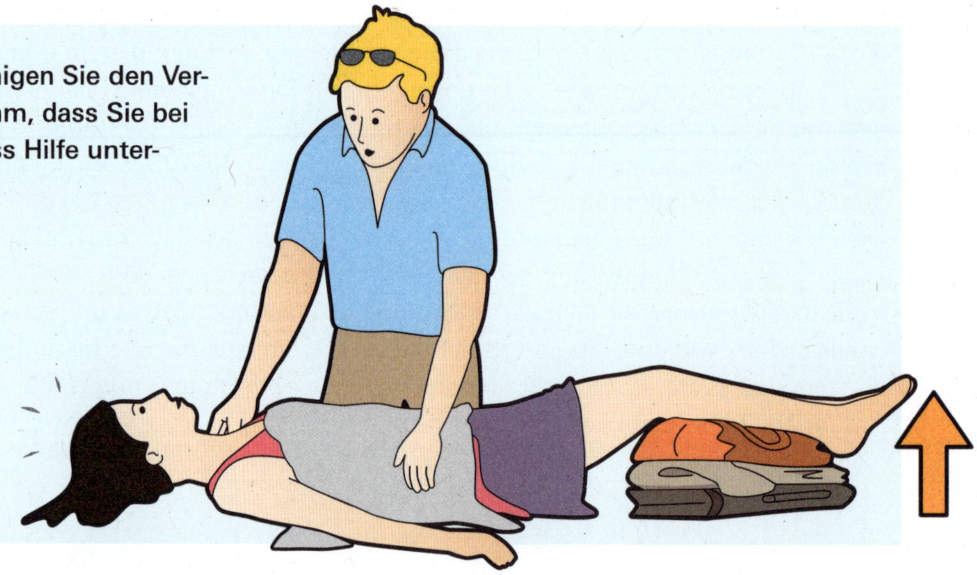

4. Kämpft der Verletzte mit erschwerter Atmung (z. B. bei allergischem Schock), lassen Sie ihn mit erhöhtem Oberkörper z. B. an eine Wand gelehnt sitzen, lagern sie auch jetzt die Beine leicht erhöht (siehe Schritt 2).

5. Wärmen Sie den Verletzten mit Decken, Kleidung oder der Rettungsfolie aus dem Erste-Hilfe-Kasten (goldene Seite nach außen).

6. Bei stark blutenden Wunden: Legen Sie einen Druckverband an und lagern die betroffene Stelle hoch (siehe „Wunden", S. 42).

7. Prüfen Sie regelmäßig das Bewusstsein und die Atmung des Verletzten. Gehen Sie dabei nach dem Rettungsschema vor (siehe „Rettungsschema", S. 18).

Das passiert bei einem körperlichen Schock

Bei einem Schock kommt es aus verschiedensten Gründen zu einem plötzlichen Blutdruckabfall. Dabei entsteht eine schwere Kreislaufstörung, die zu Sauerstoffmangel im Gewebe und zu Organversagen führen kann. Schlimmstenfalls kann ein Schock in einen Kreislauf- und Atemstillstand münden. Die Schocklagerung erleichtert den Blutrückfluss zum Herzen und hält so die Versorgung lebenswichtiger Organe aufrecht. Ursache eines Schocks kann jede Art von Unfall oder schwerer Verletzung sein, ebenso wie Vergiftungen, ausgedehnte Verbrennungen und allergische Reaktionen.

Anzeichen eines körperlichen Schocks

Der Betroffene ist meist noch ansprechbar, aber sichtlich mitgenommen – er kämpft mit Herzrasen, Unruhe und Angst und ist dabei blass, kaltschweißig und friert oftmals. Er atmet laut oder auch übermäßig schnell.

Vorbeugen

Grundsätzlich kann man einem körperlichen Schock nicht vorbeugen, denn Ursachen können etwa ein Unfall oder Verbrennungen sein, und diese lassen sich nicht immer vermeiden. Nur bei bekannten Vorerkrankungen wie Blutdruckproblemen, Zucker- oder Schilddrüsenerkrankungen kann man versuchen, vorzubeugen: Nehmen Sie regelmäßig Ihre Medikamente und halten Sie Kontrolltermine beim Arzt ein. Allergiker sollten bekannte Allergene meiden und ggf. ein „Allergie-Notfall-Set" bereit haben. Sprechen Sie mit ihrem Arzt darüber!

Häufige Fragen

Was kann einen allergischen Schock auslösen und wie kündigt er sich an?

Die häufigsten Auslöser sind Insektengifte (z. B. Bienen-,- Wespenstiche), Nahrungsmittel (z. B. Nüsse, Milch, Schalentiere) und Medikamente (z. B. Antibiotika, Schmerzmittel und Röntgenkontrastmittel). Sollten nach einem Insektenstich oder nach dem Essen juckende Hautrötungen oder Schwellungen auftreten, begleitet von Übelkeit, Atemnot oder Schwindelgefühl, können dies erste Anzeichen eines allergischen Schockes sein. Wenden Sie dann umgehend die genannten Erste-Hilfe-Maßnahmen an.

Was ist der „Zuckerschock"?

Diese Art von Schock tritt bei Menschen mit einem Diabetes auf. Dabei handelt es sich um eine starke Unterzuckerung, die sich mit starkem Durstgefühl und Harndrang ankündigt und schlimmstenfalls in einer Bewusstlosigkeit enden kann. Gründe können übermäßige Insulinzufuhr oder falsche Medikamenteneinnahme sein – oft in Kombination mit starker körperlicher Belastung oder fieberhaften Infekten. Diabetiker werden bezüglich dieser Notfallsituation geschult – sie sollten z. B. immer ein Stück Traubenzucker bei sich haben oder bei ersten Symptomen puren Fruchtsaft oder gesüßten Tee trinken.

Herzinfarkt

Herzinfarkte zählen in den Industrieländern zu den häufigsten Todesursachen. Je schneller ein Patient bei einem Herzinfarkt das Krankenhaus erreicht, desto besser stehen seine Überlebenschancen.

1 Setzen Sie sofort den Euronotruf 112 ab. Weisen Sie dabei explizit darauf hin, dass Verdacht auf Herzinfarkt besteht! Wenn möglich, beauftragen Sie mit dem Notruf einen anderen Helfer und kümmern sich weiter um den Betroffenen.

2 Entfernen Sie ggf. lockere Zahnprothesen und verschaffen Sie dem Betroffenen Luft, indem sie beengende Kleidungsstücke wie Krawatten und die oberen Hemdknöpfe öffnen.

3 Wenn der Betroffene bei Bewusstsein ist, lagern Sie ihn mit erhöhtem Oberkörper, z. B. mit einem großen Kissen im Rücken oder an die Wand gelehnt.

4 Wird der Betroffene bewusstlos, lagern Sie ihn in der stabilen Seitenlage (siehe „Stabile Seitenlage“, S. 22).

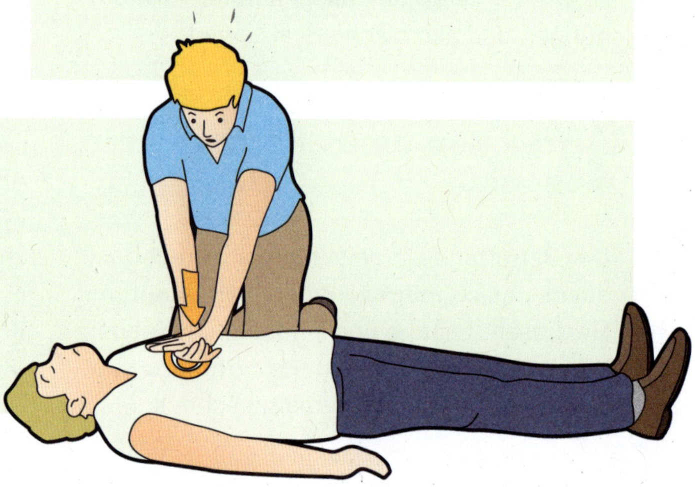

5 Prüfen Sie bei Bewusstlosen in regelmäßigen Abständen die Atmung (siehe „Atemspende“, S. 24). Setzt diese aus, beginnen Sie mit der Herzdruckmassage (siehe „Wiederbelebung bei Erwachsenen“, S. 26).

6 Bleiben Sie bei dem Betroffenen, bis der Notarzt eintrifft.

Warnsignale

Sicher wissen Sie, dass Rauchen, erhöhter Blutdruck und schlechte Blutzuckerwerte belastend für das Herz sind. Auch von körperlichen Warnsignalen wie nächtlichem Erwachen durch Brustschmerzen, Atemnot beim Treppensteigen oder einem wiederkehrenden Druckgefühl in der Brust haben viele schon gehört. Genauso viel Beachtung sollte man aber auch den seelischen Warnsignalen des Herzinfarktes schenken. Dazu gehören zunehmender Leistungsabfall, anhaltende depressive Verstimmung oder Angst sowie anhaltende Schlafstörungen.

Die konkreten Symptome

Starke Schmerzen hinter dem Brustbein, die länger als 5 Minuten andauern, sollten Sie auf jeden Fall an einen Herzinfarkt denken lassen! Die Schmerzen können in Rücken, Arme, aber auch in den Oberbauch und sogar den Kiefer ausstrahlen (siehe Bild unten). Meist gehen sie mit starker Angst, Unruhe und kaltem Schweiß einher. Manche Betroffene beschreiben auch Atemnot oder ein starkes Druck- und Engegefühl in der Herzregion, „als stehe ein Elefant auf der Brust".

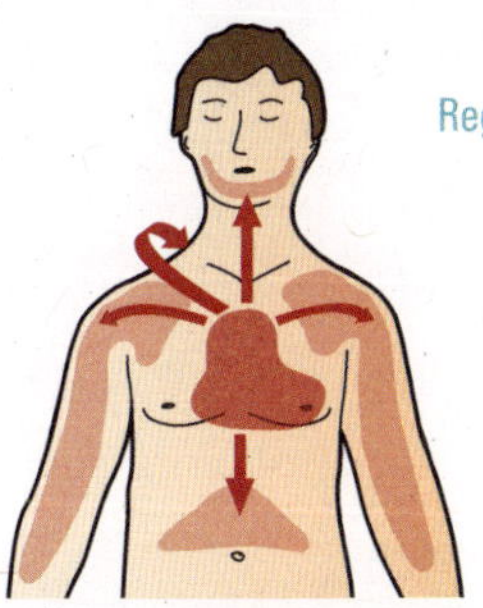

Regionen, in die der Schmerz ausstrahlen kann.

Häufige Fragen

Ist der Herzinfarkt eine „Männerkrankheit"?
Im Gegenteil, in den Industrieländern zählt er auch bei Frauen zu den häufigsten Todesursachen! Der typische „Brustschmerz" kann bei weiblichen Patienten fehlen – unklare Symptome wie Übelkeit, Erbrechen, Oberbauchschmerzen oder ein „Engegefühl" im Brustkorb sind dagegen häufig.

Was ist gemeint, wenn von einem „stummen" Herzinfarkt gesprochen wird?
In bis zu 20 % der Fälle kommt es vor, dass Patienten einen Herzinfarkt erleiden, ohne diesen als solchen wahrzunehmen. Sie erleben entweder gar keine oder nur stark abgeschwächte Symptome. Typisch ist dies bei Patienten mit langjähriger Zuckerkrankheit – eine gefährliche Situation, da ein unbehandelter Herzinfarkt oft Komplikationen und ein erhöhtes Sterberisiko mit sich bringt.

Schlaganfall

Jeder Schlaganfall ist ein Notfall, der sofort durch einen Notarzt behandelt werden muss. Je schneller das geschieht, desto geringer der Schaden und höher die Überlebenschance.

1. Setzen Sie sofort den Euronotruf 112 ab. Weisen Sie dabei explizit darauf hin, dass Verdacht auf Schlaganfall besteht! Wenn möglich, beauftragen Sie mit dem Notruf einen anderen Helfer und kümmern sich weiter um den Betroffenen.

2. Wenn der Betroffene bei Bewusstsein ist, lagern Sie ihn mit erhöhtem Oberkörper, z. B. mit einem großen Kissen im Rücken oder an die Wand gelehnt.

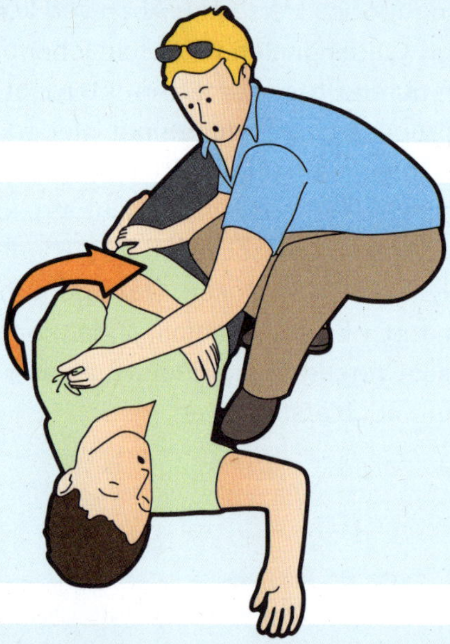

3. Entfernen Sie lockere Zahnprothesen und einschnürende Kleidungsstücke wie Krawatten. Öffnen Sie gegebenenfalls die oberen Hemdknöpfe.

4. Ist der Betroffene bewusstlos, lagern Sie ihn in der stabilen Seitenlage (siehe „Stabile Seitenlage", S. 22).

5. Prüfen Sie bei Bewusstlosigkeit immer wieder die Atmung (siehe „Atemkontrolle", S. 24) – setzt diese aus, beginnen Sie mit der Herzdruckmassage (siehe „Wiederbelebung", S. 26).

6. Geben Sie dem Betroffenen nichts zu essen und nichts zu trinken! Die Schluckfunktion könnte gestört sein und er könnte ersticken.

7. Bleiben Sie bei dem Betroffenen, bis der Notarzt eintrifft.

Der Schlaganfall und seine Ursachen

Die Mehrzahl der Schlaganfälle ereignet sich in der Altersgruppe der 60- bis 80-Jährigen. Neben Herz- und Tumorerkrankungen gehört der Schlaganfall bei uns zu den häufigsten Todesursachen. Man unterscheidet den sehr häufigen „weißen" Schlaganfall – der durch verstopfte Hirngefäße, also Mangeldurchblutung des Gehirns, verursacht wird – vom „roten" Schlaganfall – der seltener auftritt und dessen Ursache meist ein geplatztes Gefäß, also eine Hirnblutung, ist.

Die konkreten Symptome

Sollten bei Ihnen oder anderen Personen plötzlich Gang-, Sprach- oder Sehstörungen auftreten, womöglich in Verbindung mit starkem Schwindel und Lähmungserscheinungen, müssen Sie sofort handeln! Auch heftige Kopfschmerzen mit Übelkeit und Erbrechen oder hängenden Mundwinkeln sollten Sie an einen Schlaganfall denken lassen. Diese Symptome können auch nur vorübergehend auftreten, d. h. die Ausfallerscheinungen bilden sich zeitnah zurück. Früher wurde dies im Volksmund leichtfertig als „Schlagerl" abgetan, heute weiß man: Auch hier besteht notfallmäßiger Behandlungsbedarf!

Warnsignale

Es kann körperliche Vorboten für einen Schlaganfall geben – es sind dieselben Symptome wie bei einem tatsächlichen Schlaganfall. Allerdings sind diese schwächer und meist nur kurz – also wenige Minuten lang – wahrnehmbar und werden deshalb oft nicht richtig gedeutet. Ein typischer Schmerzreiz wie z. B. bei einem Herzinfarkt fehlt oftmals.

Mögliche Langzeitfolgen

Trotz aller medizinischen Maßnahmen bleiben bei bis zu 50 % der überlebenden Schlaganfall-Patienten Behinderungen in unterschiedlicher Ausprägung bis hin zum Pflegefall bestehen. Der Sorge davor können Sie mit entsprechender Vorsorge begegnen: Besprechen Sie das Vorgehen im Fall der Fälle mit Ihren Angehörigen und passen Sie gegebenenfalls Ihren Versicherungsschutz an. Im Anschluss an einen Schlaganfall kann durch die veränderte Lebenssituation und mögliche Behinderungen eine Depression auftreten, die allerdings gut behandelbar ist.

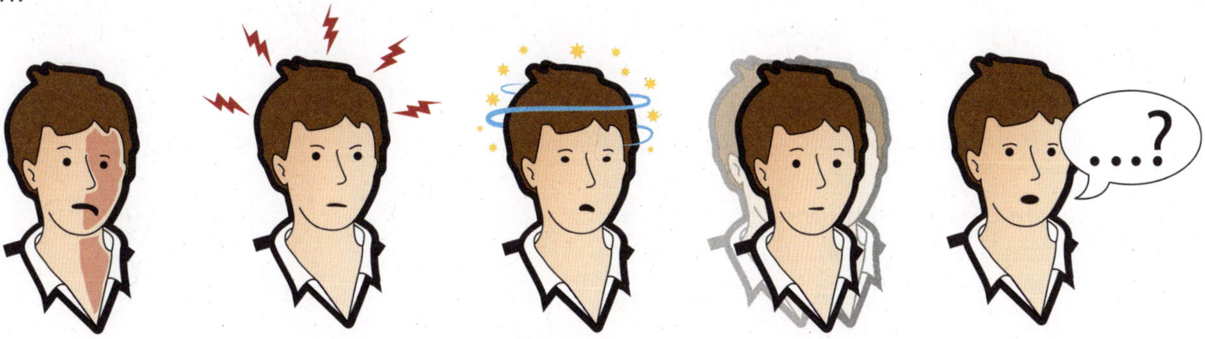

Mögliche Anzeichen für einen Schlaganfall, von links nach rechts: Lähmungserscheinungen, Kopfschmerzen, Gleichgewichtsstörungen, Sehstörungen, Sprachstörungen.

Atemstörungen

Atemnot und Kurzatmigkeit lösen oft Angstzustände oder Panik aus. Umgekehrt kann auch psychische Belastung zu ernsthaften Atemstörungen führen. Nach Verschlucken eines Fremdkörpers kann es sogar zum Atemstillstand kommen.

Atemnot durch Verschlucken eines Fremdkörpers:

1. **Der Betroffene hustet noch:** Schlagen Sie mit flacher Hand kräftig zwischen die Schulterblätter, um den Hustenreiz zu verstärken, bis der Fremdkörper oben ist und „ausgehustet" wird. Säuglinge bzw. Kleinkinder hierzu bäuchlings und mit dem Kopf nach unten auf Ihren Schoss legen.

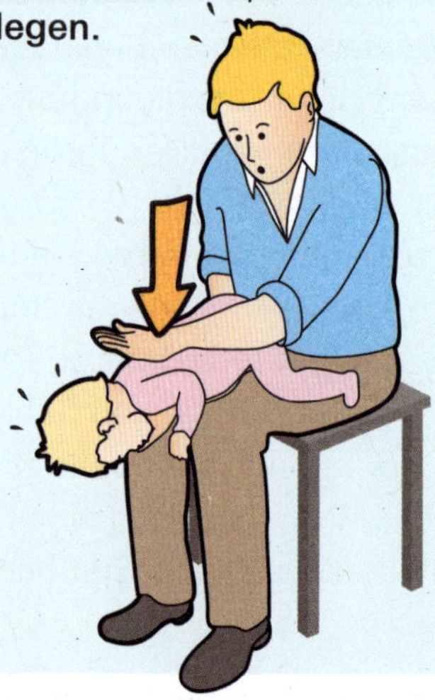

2. **Bei drohender Erstickung:** Geübte wenden nur bei Jugendlichen und Erwachsenen den Heimlich Handgriff an: Umfassen Sie von hinten den Oberbauch des Betroffenen und legen Sie Ihre Faust unterhalb der Rippen und des Brustbeines.

3. Umfassen Sie Ihre Faust mit der anderen Hand und ziehen Sie beide Hände ruckartig gerade nach hinten zu sich. Bis zu 5x wiederholen.

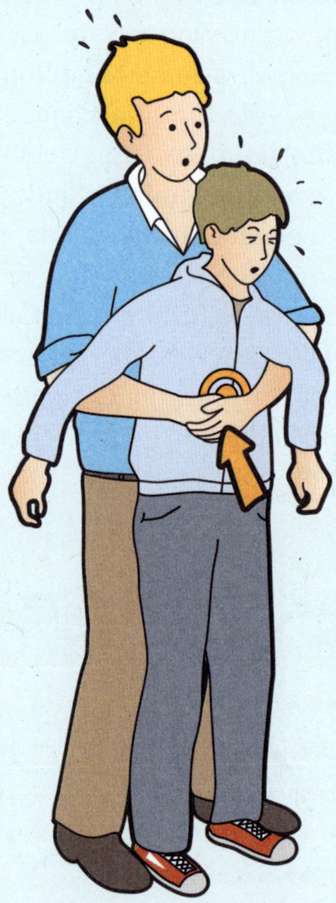

1. **Bei Atemstillstand:** Setzen Sie sofort den **Euronotruf 112** ab. Wenn möglich, beauftragen sie damit einen anderen Helfer und kümmern sich weiter um den Betroffenen.

2. Folgen Sie dem Rettungsschema (siehe „Rettungsschema", S. 18) und beginnen Sie umgehend mit der **Beatmung** und **Herzdruckmassage**.

Atemstörungen erkennen

Wenn Sie das Gefühl von Luftnot verspüren, ist das immer ein Alarmsignal des Körpers – halten Sie dann inne und horchen Sie in sich hinein, was der Grund sein könnte: Haben Sie einen Infekt? Stehen Sie privat oder beruflich unter besonderer Anspannung? Haben Sie schon seit Längerem das Gefühl, nicht mehr leistungsfähig zu sein? Lassen Sie bei anhaltenden Beschwerden abklären, ob sich hinter Ihren Atemstörungen eine Lungen- oder Herzerkrankung versteckt oder Sie sich im Laufe der Jahre eine fehlerhafte Atmung angeeignet haben. Wenn Sie kurzatmig sind, machen Sie sofort Pause und nehmen Sie den „Kutschersitz" ein: Setzen Sie sich dazu breitbeinig auf einen Stuhl und stützen Sie Ihre Ellenbogen auf die Knie – so kann Ihre Atemmuskulatur optimal arbeiten. Im Zweifelsfall ziehen Sie umgehend einen Arzt zurate oder rufen Sie 112!

Atemstillstand durch Fremdkörper

Anzeichen hierfür sind starker Hustenreiz, z. B. beim Essen oder wenn Kinder mit kleinen Gegenständen spielen. Dadurch, dass der Fremdkörper die Atemwege blockiert, kommt es innerhalb kurzer Zeit zur bläulichen Verfärbung von Lippen und Gesicht. Steckt der Fremdkörper in der Speiseröhre fest, können zudem Schluckbeschwerden und Brechreiz auftreten.

Häufige Fragen

Wann soll der Heimlich-Handgriff nicht angewendet werden?

Bei bereits eingetretenem Atemstillstand – hier beginnen Sie bitte sofort mit Wiederbelebungsmaßnahmen (siehe „Rettungsschema", S. 18). Bei Säuglingen und Kleinkindern wird wegen zu großer Verletzungsgefahr ebenfalls vom Heimlich-Handgriff abgeraten. Sollte jemand eine Fischgräte verschlucken, funktioniert das Manöver nicht, da diese die Luftwege nicht vollständig verlegt und daher der Überdruck an ihr vorbei entweicht, ohne dass die Gräte sich in ihrer Position verändern wird. Solche Fremdkörper müssen im Krankenhaus mithilfe von Instrumenten entfernt werden.

Soll man bei einer Panikattacke in eine Papiertüte atmen?

Bei starken Gefühlen von Panik, Wut oder Verzweiflung oder seltener auch im Rahmen von Fieber oder Schmerzen kann es sein, dass wir „hyperventilieren", uns also „überatmen". Wir atmen dann so schnell und/oder tief, dass wir zu viel Sauerstoff aufnehmen und gleichzeitig zu viel Kohlendioxid abatmen. Das führt zur Übersäuerung des Körpers und Symptomen wie Kribbeln in Händen, Füßen und Lippen, Schwindel, Ohnmachtsgefühle und Verkrampfungen der Finger. Wenn der Betroffene dann in eine Tüte atmet, wird kein neuer Sauerstoff aufgenommen, der Teufelskreis unterbrochen – und die Atmung verlangsamt sich wieder.

Kopfverletzungen

Kopfverletzungen richtig einzuschätzen ist nicht leicht und manchmal sind sie gefährlich. Nehmen Sie bei Komplikationen und Unklarheiten unbedingt ärztliche Hilfe in Anspruch!

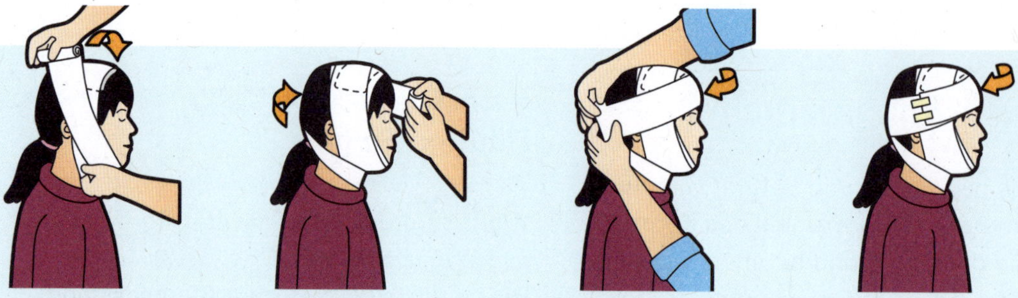

1 **Den Betroffenen beruhigen, beobachten und ggf. Wunde verbinden (Bild: Kopfverband).**

2 **Beulen kühlen. Eis niemals direkt auf die Haut, wickeln Sie ein kleines Handtuch o. Ä. um die Kühlpackung.**

3 **Kühlung regelmäßig pausieren, sodass die Kühlung für den Betroffenen nicht schmerzhaft wird.**

4 **Kopfverletzte, die bei Bewusstsein sind, mit erhöhtem Oberkörper lagern, z. B. mit einem Kissen im Rücken oder an eine Wand gelehnt.**

5 **Kopfverletzte, die bewusstlos sind, in die Seitenlage bringen und 112 rufen.**

6 **Bei anhaltendem Nasenbluten und Kopfplatzwunden zügig einen Arzt aufsuchen. Im Zweifelsfall, bei Bewusstlosigkeit und bei offensichtlichen Gehirnverletzungen sofort Euronotruf 112 rufen.**

Gehirnverletzung

Verletzungen unseres Gehirnes können sowohl durch Gewalteinwirkung auf den Schädel, als auch als Komplikationen nach einem Schlaganfall auftreten. Bei Säuglingen und Kleinkindern kann es allein durch das Schütteln des Kindes zu Hirnverletzungen kommen! Dabei fehlen äußere Verletzungszeichen wie Prellmarken oder Blutergüsse. Die Einnahme von medikamentösen „Blutverdünnern" oder die Bluterkrankheit können eine Gehirnblutung verstärken und zu lebensbedrohlichen Situationen führen.

Treten Blut oder wasserklare Flüssigkeit aus Mund, Nase oder Ohren aus; kommt es zu starker Übelkeit, Benommenheit oder Bewusstlosigkeit oder Krampfanfällen, sollten Sie sofort den Euronotruf 112 rufen.

Gehirnerschütterung

Gehirnerschütterungen sind häufig und entstehen durch äußere Krafteinwirkung wie z. B. einen Sturz oder Aufprall. Körperliche Anzeichen sind starke Benommenheit, Kopfschmerzen, Schwindel, Übelkeit, Erbrechen, Gedächtnislücken oder kurze Bewusstlosigkeit – diese Symptome müssen immer ärztlich untersucht werden!

Kopfplatzwunde

Kopfplatzwunden bluten sehr stark. Das kann gerade bei Kindern schnell zu einer ernsten Situation werden. Um starken Blutverlust und Entzündungen zu vermeiden, sollten Wunden mit einer Verband-Kompresse oder einem sauberen Tuch abgedeckt werden. Dann sollte mit der flachen Hand Druck auf die Wunde ausgeübt werden, da Verbände am Kopf wegen Kopfform und der Haare manchmal schwer zu befestigen sind.

Sollte dennoch ein Verband angelegt werden, bietet sich das abgebildete Schema an. Unbedingt zu beachten ist dabei, dass die Wickelung um den Hals nicht schnürt! Sollte der Verband durchbluten, nehmen Sie ihn nicht ab, sondern legen Sie eine weitere Kompresse auf und drücken Sie weiter auf die Wunde. Suchen Sie zügig einen Arzt auf. Ein Notruf ist, wenn es dem Betroffenen ansonsten gut geht und keine anderen Verletzungen vorliegen, nicht nötig.

Alkoholeinfluss

Stark alkoholisierte Menschen mit einer Kopfverletzung sollten immer ärztlich untersucht werden, da die Anzeichen für eine Trunkenheit die Symptome einer ernsthaften Gehirnverletzung verschleiern können. Betrunkene sind in diesem Moment also besonders gefährdet!

Nasenbluten

Nasenbluten kann beim Sturz auf das Gesicht, hohem Blutdruck oder auch „spontan“ auftreten. Da die Nasenschleimhaut stark durchblutet ist, kann es lange anhalten. Die betroffene Person sollte sich mit offenem Mund vornübergebeugt hinsetzen und einen kühlen feuchten Waschlappen in den Nacken bekommen. Dann sollte die Nase mit Daumen und Zeigefinger oberhalb der Nasenflügel mindestens 3 Minuten zusammengedrückt werden. Wichtig ist es, bei Nasenbluten das Blut immer auszuspucken und nicht herunterzuschlucken, denn das kann zu Übelkeit und Erbrechen führen! Hört das Bluten trotz aller Maßnahmen nach mehr als 10 Minuten nicht wieder auf, sollte ein Hals-Nasen-Ohren-Arzt hinzugezogen werden.

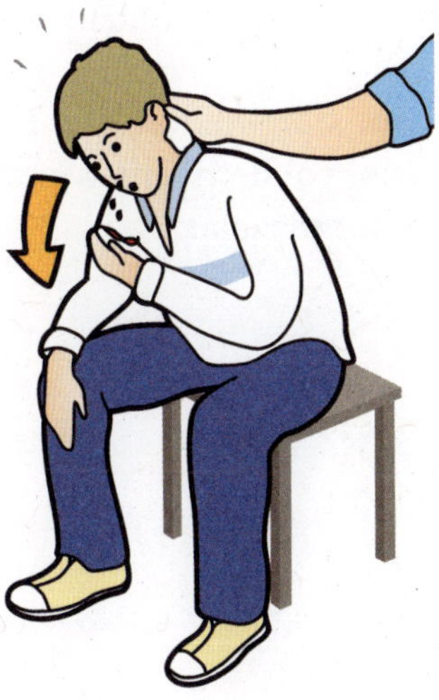

Wunden und Knochenbrüche

Bei Wunden und Bissen besteht eine erhöhte Infektionsgefahr. Deshalb sind Einmalhandschuhe bei der Versorgung sehr empfehlenswert.

1. **Erste Hilfe bei stark blutenden Wunden:** Setzen Sie sofort den **Euronotruf 112** ab. Wenn möglich, beauftragen Sie damit einen anderen Helfer und kümmern sich weiter um den Verletzten.

2. Bringen Sie den Verletzten in die Schocklage (siehe „Schock“, S. 32).

3. Ziehen Sie Einmalhandschuhe zum Selbstschutz an.

4. Legen Sie einen Druckverband an: Die Wunde mit einem sauberen Tuch oder einer Kompresse abdecken, dann mit einer Mullbinde fest umwickeln. Ein Druckpolster (z. B. eine zweite Mullbinde) oder einen festen Gegenstand (z. B. Stift, Feuerzeug) über der Wunde platzieren und weiter „anwickeln“. Den Knoten über dem Druckpolster fest zuziehen.

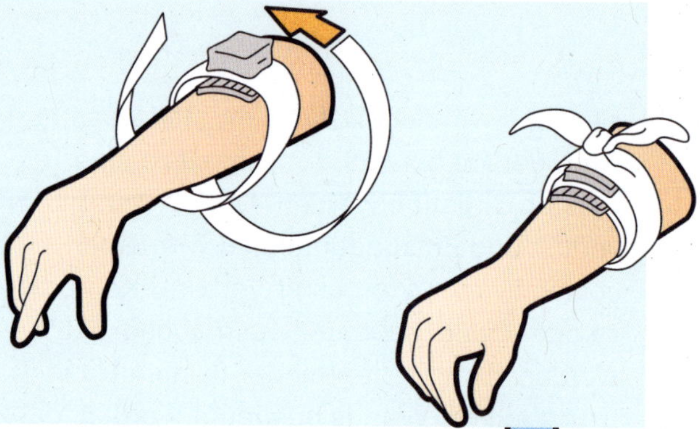

5. Lagern Sie den blutenden Körperteil über dem Herzniveau des Verletzten.

6. Wenn der Verband durchblutet, nicht wieder abnehmen, sondern eine weitere Kompresse darüberwickeln.

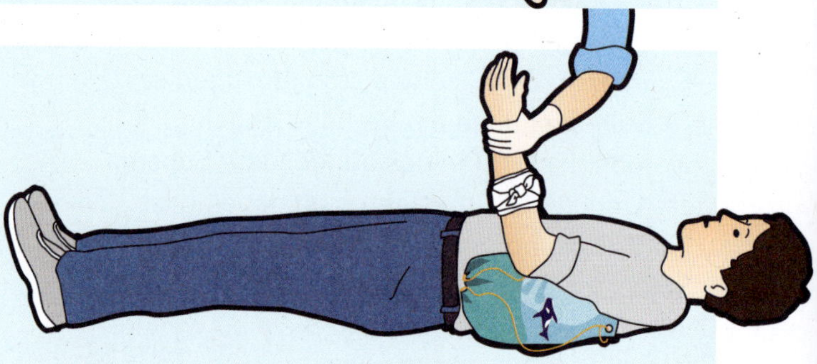

Häufige Fragen

Was tue ich, wenn ein Fremdkörper in der Wunde steckt?
Entfernen Sie ihn nicht! Stattdessen ist es wichtig, die Wunde ohne Druck steril abzudecken und den Fremdkörper vor Bewegung zu schützen und ggf. zu polstern und zu stabilisieren. Durch den Fremdkörper können Organe, Gefäße oder Nerven verletzt worden sein. Suchen Sie zügig einen Arzt auf. Er kann das Ausmaß der Verletzung besser beurteilen und, ggf. durch Überweisung ins Krankenhaus, sicherstellen, dass der Fremdkörper komplett entfernt wird. Bleiben Reste zurück, kann es zu Infektionen und chronischen Beschwerden kommen.

Was tun bei Bisswunden?
Bisswunden – durch Mensch oder Tier – verursachen Quetschungen des Weichteilgewe-

bes und sind oft sehr schmerzhaft. Durch Bisse werden zudem Krankheitserreger oder Gifte übertragen. Waschen Sie die Wunde kurz mit fließendem Wasser aus, um die Keimbelastung zu verringern. Decken Sie sie mit einer Kompresse ab und stellen den betroffenen Körperteil ruhig. Suchen Sie sofort einen Arzt auf. Insbesondere bei Tierbissen, die man sich im Ausland zuzieht, sollte an eine Tollwutinfektion gedacht werden!

Warum sollte anlässlich einer Wunde der Tetanusschutz kontrolliert werden?
Tetanuskeime kommen überall im Erdboden und Straßenstaub vor. Sie können durch kleinste Schnitte, Risse oder Schürfwunden in die Haut gelangen und dort schwere Komplikationen hervorrufen. Tragen Sie daher bei Garten- und Handwerksarbeiten immer Handschuhe und lassen Sie sich vorsorglich alle 10 Jahre gegen Tetanus impfen.

Knochenbrüche gehen meist mit starken Schmerzen einher. Der betroffene Körperteil sollte deshalb bei der Ersten Hilfe so wenig wie möglich bewegt werden.

1 **Knochenbrüche:** Starke Schmerzen, Schwellungen, Schonhaltung, eingeschränkte Beweglichkeit, Überwärmung und abnorme Lage sind Anzeichen eines Bruches. Gefühllosigkeit in den Gliedmaßen und unkontrollierte Blasen- und Darmentleerung können auf eine Wirbelsäulenverletzung deuten.

2 Wenn ein Transport zum Arzt nicht möglich ist oder im Zweifelsfall: **Euronotruf 112** wählen.

3 Brüche so wenig wie möglich bewegen, den Verletzten eine für ihn erträgliche Schonhaltung einnehmen lassen.

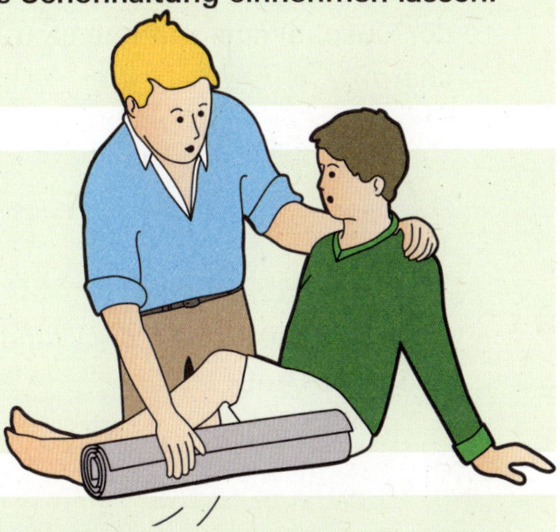

4 Gliedmaßen mit Kleidungsstücken oder zusammengerollten Gegenständen stabilisieren. Arm- und Schulterverletzungen für den Transport zum Arzt in einer Schlinge lagern.

5 Bei offenen Brüchen die Wunde steril und ohne Druck abdecken.

6 Durch die Schmerzen und Blutverlust (bei offenen Brüchen) kann es zum Kollaps oder Schock des Verletzten kommen. Prüfen Sie Bewusstsein und Atmung – gehen Sie nach dem Rettungsschema vor (siehe „Rettungsschema", S. 18).

Verbrennungen

Verbrennungen und Verbrühungen können starke Schmerzen auslösen und zu Kreislaufproblemen führen. Kühlen Sie betroffene Stelle nach Möglichkeit sofort unter fließendem Wasser.

1. Bei größeren Bränden (z. B. Raum- oder Fahrzeugbrände) bringen Sie die Opfer in Sicherheit, also weg vom Brandherd.

2. Löschen Sie brennende Kleidung mit Wasser, einer Decke oder durch Wälzen der Person am Boden.

3. Setzen Sie den Euronotruf 112 ab.

4. Löschen Sie – wenn möglich, und nur unter Beachtung der eigenen Sicherheit – die Brandquelle/das Feuer.

5. Entfernen Sie Schmuck und verbrannte Kleidung des Brandopfers vorsichtig. Belassen Sie dabei aber mit der Wunde verklebtes Material!

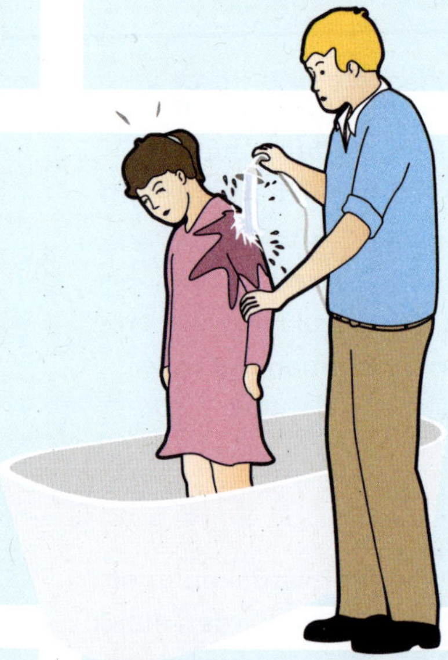

6. Bei kleineren Verbrennungen (z. B. in Haushalt und Freizeit) kühlen Sie die betroffene Stelle für ca. 10 Minuten unter fließendem lauwarmem Wasser (Wasserhahn/Dusche/Teilbäder in der Dusche) oder mit feuchten Tüchern.

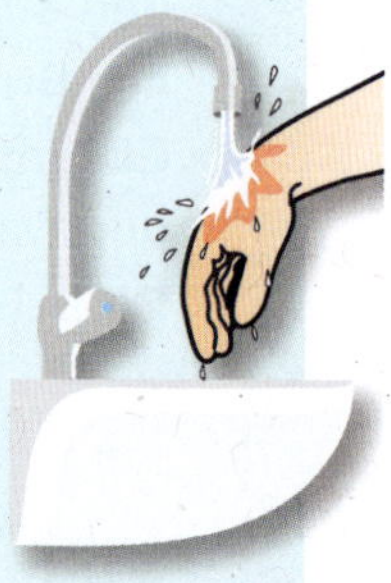

7. Bedecken Sie danach die Wunde steril und ohne Druck.

8. Verbrennungen im Gesicht mit feuchten Tüchern kühlen – Atembereiche freilassen!

9. Decken Sie zum Wärmeerhalt den Betroffenen mit einer Decke zu und achten Sie auf Bewusstsein und Atmung. Gehen Sie ggf. nach dem Rettungsschema vor (siehe „Rettungsschema", S. 18)!

Maßnahmen

Wichtig ist, den Betroffenen sofort in Sicherheit zu bringen, den Euronotruf 112 zu wählen und wenn möglich, unter Beachtung der eigenen Sicherheit, die Gefahrenquelle auszuschalten. Verschaffen Sie sich wenn möglich Unterstützung durch weitere Helfer!

Symptome

Verbrennungen schmerzen, die Haut rötet sich und schwillt an. Wenn Sie die Wunde sofort mit fließendem lauwarmem Wasser kühlen, lindert das den Schmerz und eine mögliche Ausweitung der Wunde („Nachbrand") wird gestoppt. Bei mittelschweren Verbrennungen bilden sich Brandblasen. Lassen Sie diese ausschließlich von einem Arzt öffnen, um Wundinfektionen zu verhindern. Eine Tetanusimpfung schützt zudem vor Infektionen.

Lebensgefährlich werden großflächige und tiefe Verbrennungen. Ein hoher Flüssigkeitsverlust über die Wunden kann einen Schock verursachen. Prüfen Sie unbedingt Bewusstsein und Atmung des Brandopfers und leisten gegebenenfalls Erste Hilfe nach dem Rettungsschema (siehe S. 18).

Häufige Fragen

Soll ich eine etwa handflächengroße Verbrennung bei einem Kleinkind kühlen, um Schmerzen zu lindern?
Verbrennungen dieser Größe sind für Kinder gefährlich und sehr schmerzhaft. Rufen Sie sofort den Euronotruf 112. Kühlen Sie nur die betroffene Stelle, maximal 10 Minuten lang und mit lauwarmem Wasser. Zu starkes Kühlen kann hier zu einer gefährlichen Unterkühlung führen. Kühlen Sie aus demselben Grund auch keinesfalls den gesamten Oberkörper eines Kindes, wenn es sich dort z. B. mit heißem Kaffee verbrüht hat. Legen Sie besser nur kurz lauwarme Tücher auf oder kühlen Sie abwechselnd seine Arme, um so etwas Linderung zu verschaffen.

Wenn ein Betroffener bei Verbrennungen nicht über Schmerzen klagt, muss ich dann überhaupt helfen?
Unbedingt. Schwere Verbrennungen zerstören die Nerven in den tiefen Hautschichten, die den Schmerz weiterleiten. Schmerzen werden daher nicht mehr verspürt. Rufen Sie den Euronotruf 112 und leisten Sie bis zum Eintreffen des Notarztes Erste Hilfe.

Vergiftungen

Eine Vergiftung kann sehr unterschiedliche Ursachen haben – kleine Kinder sind besonders gefährdet.

1. Beruhigen Sie den Betroffenen und erfragen wenn möglich den Hergang der Vergiftung: Was hat die Vergiftung verursacht, wie und in welcher Menge wurde das Gift aufgenommen?

2. Rufen Sie den Euronotruf 112 oder den Giftnotruf für Ihre Region (siehe „Notrufnummern", S. 99)!

3. Beim Verschlucken giftiger Stoffe: Lassen Sie die Person langsam ein Glas Leitungswasser trinken. Provozieren Sie kein Erbrechen, aber helfen Sie, falls sie sich erbricht. Achtung: Geben Sie keine Milch, da sie eine Vergiftung sogar verstärken kann!

4. Bei Verätzungen der Haut/Augen: Spülen Sie die betroffene Stelle sofort mit reichlich fließendem, lauwarmem Wasser. Tragen Sie wenn möglich Einmalhandschuhe dabei.

5. Beim Einatmen giftiger Gase: Sorgen Sie für Frischluft! Achten Sie auf Selbstschutz und halten Sie sich z. B. ein feuchtes Tuch vor Mund und Nase.

6. Prüfen Sie regelmäßig Bewusstsein und Atmung der Person (siehe „Atemkontrolle und Atemspende", S. 24).

7. Bleiben Sie beim Betroffenen, bis der Notarzt eintrifft. Bewahren Sie Giftreste, Verpackungen, Erbrochenes auf und übergeben Sie alles dem Arzt.

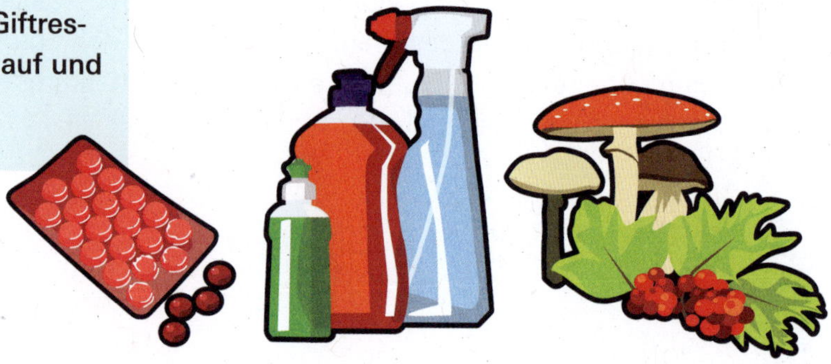

Anzeichen

Typische Anzeichen einer Vergiftung sind plötzliche krampfartige Bauchschmerzen, Übelkeit, Erbrechen und Durchfall oder Kopfschmerzen und Schwindelgefühl. Der Körper reagiert auch mit Erregungszuständen, Krampfanfällen, Schock, Bewusstseins- und Atemstörungen.

Wichtig zu wissen

Bei einer Vergiftung muss das behandelnde medizinische Personal besondere Dinge wissen: Was genau hat zu der Vergiftung geführt? Wie wurde das Gift aufgenommen, und in welcher Menge? Befragen Sie im Notfall den Betroffenen entsprechend und stellen Sie nach Möglichkeit Etiketten, Beipackzettel, Erbrochenes oder auch Proben des Gifts sicher.

Ursachen einer Vergiftung

Verdorbene Lebensmittel, Medikamente, Reinigungsmittel, Alkohol und andere Drogen, Pilze, Pflanzen und gefährliche Gase – die möglichen Ursachen einer Vergiftung sind zahlreich und vielfältig. Kleinkinder sind dabei besonders gefährdet. Bewahren Sie giftige Substanzen wie Zigaretten, Ihre Medikamente und Putz- und Pflanzenschutzmittel daher kindersicher im Haushalt auf.

Häufige Fragen

Muss an eine Vergiftung gedacht werden, wenn eine ältere Person über krampfartige Bauchschmerzen und allgemeines Unwohlsein klagt?
Gerade Senioren sind anfällig für Medikamentenvergiftungen. Manchmal nehmen sie aus Versehen zu viel der verschriebenen Medikamente und vergiften sich so. Greifen Sie sicherheitshalber zum Telefon und wählen Sie die Giftnotrufzentrale oder den Notarzt.

Braucht ein Betrunkener, der bewegungslos am Boden liegt, Erste Hilfe oder vergeht sein Rausch nach ein paar Stunden von selbst?
Alkoholvergiftungen sind nicht selten und können, wie andere Vergiftungen, lebensgefährlich werden. Setzen Sie daher einen Notruf ab und prüfen bis der Arzt eintrifft regelmäßig Bewusstsein und Atmung nach dem Rettungsschema (siehe S. 18).

Nach Gebrauch verschiedener Reinigungsmittel treten Schmerzen beim Atmen oder brennende Augen auf. Die verwendeten Mittel sind aber alle als unbedenklich ausgewiesen. Was ist passiert?
Reinigungsmittel können wie alle Chemikalien untereinander reagieren. So können sich zum Beispiel giftige Dämpfe bilden. Sie sollten deshalb niemals gemischt oder gleichzeitig verwendet werden!

Elektrounfälle

Elektrischer Strom umgibt uns fast überall und ist daher Auslöser vieler Unfälle. Selbstschutz spielt hier eine besondere Rolle, denn meist besteht die Gefahr nach dem Unfall weiter.

1. Achten Sie als Ersthelfer auf Ihre eigene Sicherheit!

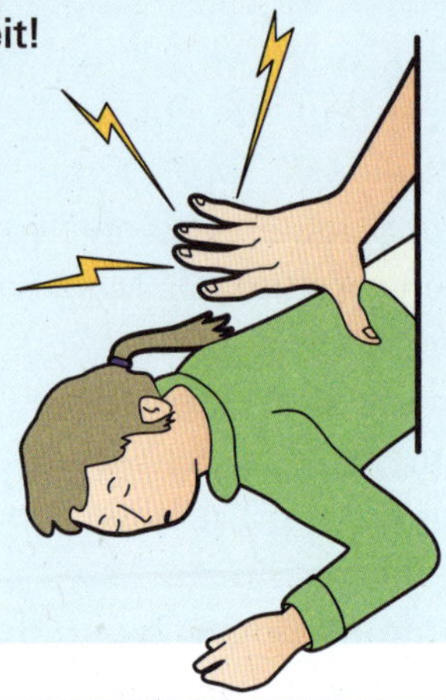

2. Unterbrechen Sie die Stromversorgung: Strom ausschalten, Stecker ziehen, Sicherung raus.

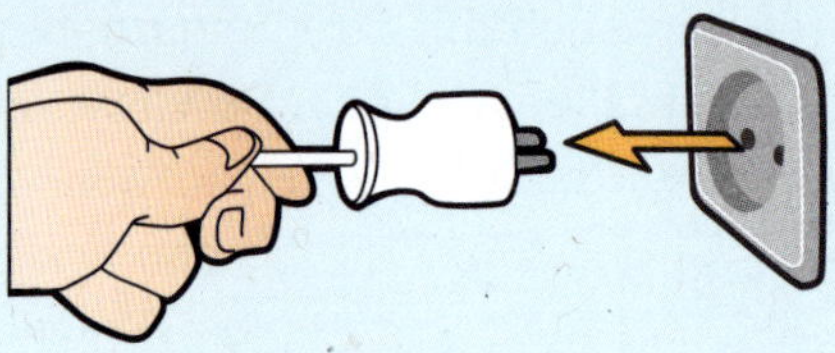

3. Trennen Sie eine am Strom „festgeklebte" Person mit einem nichtleitenden Gegenstand aus Holz, Stoff oder Plastik von der Stromquelle, zum Beispiel mit einem Besenstiel. Fassen Sie die Person erst an, wenn die Stromversorgung unterbrochen ist!

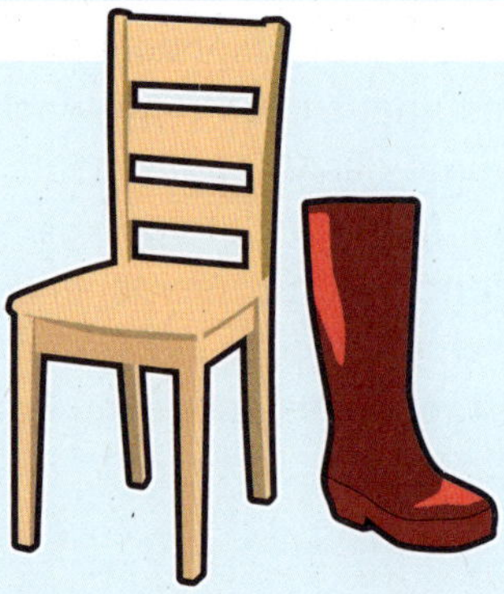

4. Setzen Sie den Euronotruf 112 ab. Wenn möglich, beauftragen Sie damit einen anderen Helfer und kümmern sich weiter um den Betroffenen.

5. Bleiben Sie bis zum Eintreffen des Arztes bei dem Betroffenen, beruhigen Sie ihn und kontrollieren Sie regelmäßig sein Bewusstsein und die Atmung. Gehen Sie nach dem Rettungsschema vor (siehe „Rettungsschema", S. 18).

6. Decken Sie Verletzungen und Verbrennungen steril ab, z. B. mit einer Wundkompresse aus dem Erste-Hilfe-Kasten.

Allgemeines

Unsachgemäße Eingriffe in elektrische Anlagen oder leichtsinniger Umgang mit Elektrogeräten führen häufig zu Unfällen mit Haushaltsstrom („Niederspannung"). Je länger elektrischer Strom im Körper verbleibt, desto gefährlicher können die so verursachten gesundheitlichen Schäden sein. Ziehen sich die Handmuskeln bei einem Stromschlag zusammen, kann das Loslassen der Stromquelle unmöglich werden. Eine entscheidende Maßnahme ist daher, die Stromversorgung sofort zu unterbrechen.

Anzeichen

Die Anzeichen von Verletzungen durch Stromeinwirkung sind vielfältig. Je nach Höhe der Spannung und Dauer der Einwirkung treten Muskelkrämpfe, Verbrennungen, Pulsrasen, Herzrhythmusstörungen und Krampfanfälle auf. Verletzungen entstehen auch indirekt, beispielsweise durch Stürze von Leiter oder Stuhl nach einem Stromschlag. Es kann sogar zu Bewusstlosigkeit und sofortigem Herz-Kreislauf-Stillstand kommen (z. B. Blitzschlag).

Seien Sie sich bewusst, dass gerade Störungen der Herzfunktion auch erst Stunden später auftreten können. Deshalb lassen Sie sich in jedem Fall umgehend ärztlich untersuchen. Wenn Sie direkt nach einem Stromunfall Beschwerden haben, setzen Sie sofort einen Notruf ab!

Vorbeugen im Haushalt

Am wichtigsten ist Ihre Achtsamkeit! Vermeiden Sie eigenmächtige Reparaturen an elektrischem Gerät und verwenden Sie dieses nicht in der Nähe von Wasser. Bei alten Immobilien ist darauf zu achten, dass der sogenannte FI-Schalter installiert ist. Dieser sorgt dafür, dass der gesamte Stromkreislauf unterbrochen wird, sobald an irgendeiner Stelle unkontrolliert Strom abfließt. Wo Kinder sind, sind zertifizierte Sicherungen für die Steckdosen unverzichtbar!

Häufige Fragen

Wie verhalte ich mich bei Unfällen mit Hochspannung?
Bei Hochspannung besteht Lebensgefahr! Leisten Sie keinesfalls Erste Hilfe und halten Sie einen Mindestabstand von 4 Metern zur Unfallstelle. Alarmieren Sie sofort Euronotruf 112 und weisen Sie explizit auf die Hochspannung hin. Die Unfallstelle darf erst nach Freigabe durch technische Rettungskräfte wieder betreten werden.

Ist ein leichter Stromschlag bei Schwangeren für das ungeborene Kind gefährlich?
Ja, auch leichtere Elektrounfälle, die sich z. B. im Haushalt ereignen, können unter Umständen das ungeborene Kind gefährden. Schwangere sollten sich, auch wenn sie sich nach einem Stromschlag gut fühlen, umgehend bei ihrem Gynäkologen oder ihrer Geburtshilfeklinik vorstellen.

Augenverletzungen

In Sorge um ihre Sehkraft reagieren Personen bei Verletzungen am Auge häufig panisch. Tatsächlich können schon scheinbar harmlose Augenverletzungen die Sehkraft dauerhaft mindern. Handeln Sie daher ruhig, aber rasch.

Bei alltäglichen Fremdkörpern wie Sandkörnern oder Insekten:

1. Beruhigen Sie den Betroffenen.
2. Wischen oder spülen Sie das Auge mit lauwarmem Leitungswasser oder einem sauberen, feuchten Tuch in Richtung Nasenwurzel aus.
3. Verhindern Sie, dass der Betroffene sich die Augen reibt.

Bei Augapfelprellungen (z. B. durch Faustschläge oder einen Ball):

1. Kühlen Sie das betroffene Auge mit einem feuchten Tuch.
2. Bei starken Schmerzen, Begleitverletzungen, Sehstörungen oder im Zweifelsfall rufen Sie den Euronotruf 112!

Bei Unfällen mit chemischen Flüssigkeiten oder Reizgasen:

1. Spülen Sie das Auge sofort mit lauwarmem Leitungswasser vom inneren Augenrand nach außen zum Ohr hin! So verhindern Sie, dass kontaminierte Spülflüssigkeit ins andere Auge gelangt.

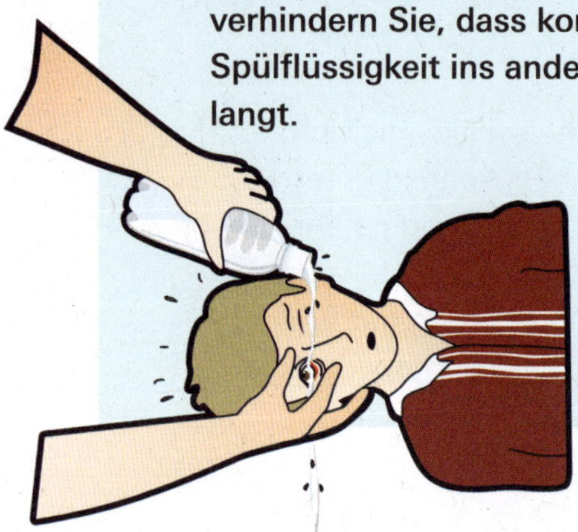

2. Setzen Sie den Euronotruf 112 ab. Wenn möglich, beauftragen Sie damit einen anderen Helfer und kümmern sich weiter um den Verletzten.
3. Übergeben Sie dem Arzt die Verpackung/Chemikalie, die die Verletzung verursacht hat.

Bei Verletzungen durch spitze Fremdkörper (Metall-, Holzspäne, Glas o. Ä.):

1. Entfernen Sie den Fremdkörper keinesfalls!

2. Setzen Sie den Euronotruf 112 ab. Wenn möglich, beauftragen Sie damit einen anderen Helfer und kümmern sich weiter um den Verletzten.

3. Decken Sie das Auge leicht, ohne Druck mit keimfreier Watte oder Kompresse ab. Wichtig ist es, auch das gesunde, unverletzte Auge abzudecken, sofern es der Betroffene toleriert. Auf diese Weise werden Augenbewegungen verhindert und weitere Schmerzen und ein tieferes Eindringen eines Fremdkörpers vermieden.

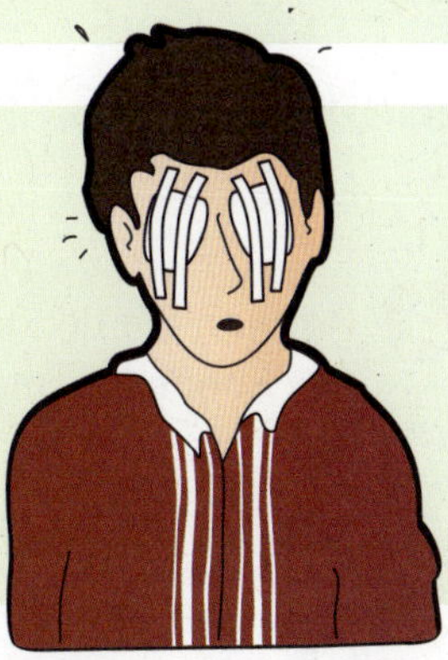

Vorbeuge- und Schutzmaßnahmen

Bei Augenverletzungen gilt: Vorsorge ist besser als Nachsorge. Schützen Sie also stets Ihre Augen – ob bei jeglicher Art von Handwerksarbeiten oder auch bei Berg- und Wassersport, wo das Sonnenlicht besonders stark reflektiert wird und es so zu „Verblendungen" kommen kann. Waschen Sie sich nach Gebrauch von Putzmitteln, Düngern oder anderen Chemikalien sorgfältig Ihre Hände, um diese Substanzen nicht ungewollt ins Auge zu reiben.
Ist ein Auge verletzt, kann nur ein Augenarzt die definitive Schwere der Verletzung abschätzen und einer Entzündung oder Spätfolgen entgegenwirken. Bevor Sie zum Arzt gehen, legen Sie einen sterilen Verband auf das betroffene Auge und befestigen ihn locker mit zwei Heftpflastern. Gegebenenfalls auch das zweite Auge locker abdecken.

Häufige Fragen

Eignen sich neben Wasser noch andere Flüssigkeiten zum Ausspülen der Augen?
Am besten geeignet sind 0,9-prozentige Natriumchlorid-Augenspüllösungen aus der Apotheke. Es ist eine Überlegung wert, eine Flasche davon vorsorglich in der Hausapotheke oder an gefährlichen Arbeitsplätzen zu lagern. Alternativ empfiehlt es sich, mit lauwarmem, fließendem Leitungswasser zu spülen. Ist das ebenfalls nicht verfügbar, kann man auch stilles Mineralwasser aus der Flasche oder abgekühlten reinen schwarzen Tee verwenden.

Eine durch Chemikalien Verletzte kneift ständig ihre Augen zusammen. Soll ich auf das Spülen verzichten und warten, bis der Arzt kommt?
Nein! Je länger man mit dem Spülen wartet, desto größer die Schäden am Auge. Scheuen Sie sich nicht und halten Sie das Auge der Person notfalls mit den Fingern geöffnet.

Gefahren durch Sonne und Hitze

Sonneneinstrahlung kann nicht nur die Haut, sondern im Extremfall auch das Leben gefährden: Im Notfall heißt es raus aus der Sonne, den Körper kühlen und bei Anzeichen wie Fieber oder Krampfanfällen sofort einen Arzt hinzuziehen!

1. **Bringen Sie den Betroffenen sofort aus der Sonne an einen kühlen und schattigen Platz.**
2. **Lagern Sie den Betroffenen mit erhöhtem Kopf.**
3. **Kühlen Sie Kopf und Körper mit feuchten Tüchern und geben Sie ausreichend Flüssigkeit zu trinken.**

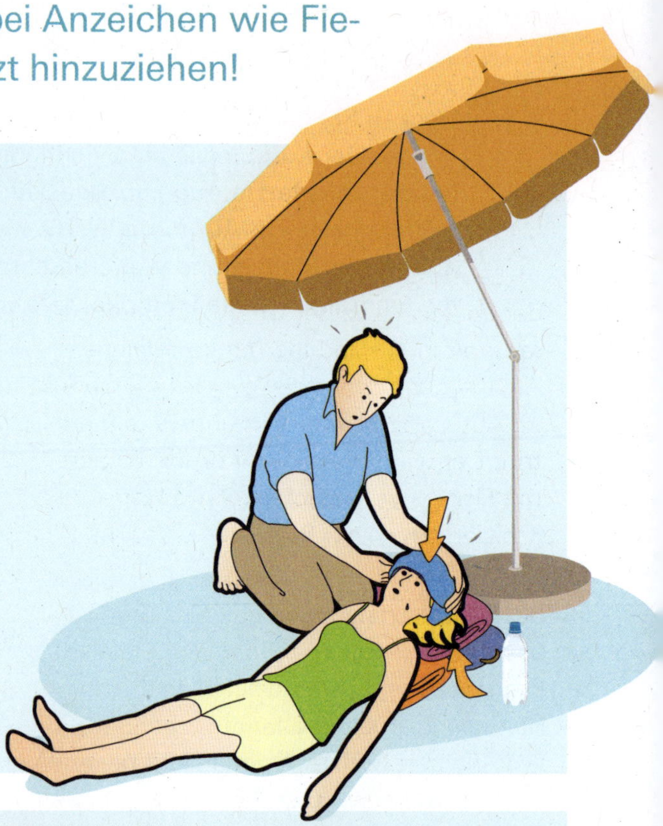

4. **Wenn typische Beschwerden (z. B. Schwindel, Kopfweh) nicht unmittelbar abklingen, ziehen Sie einen Arzt hinzu.**
5. **Bei Bewusstseinsstörungen, Krämpfen oder Kreislaufproblemen: Sofort den Euronotruf 112 absetzen und nach dem Rettungsschema (siehe „Rettungsschema", S. 18) vorgehen.**

„Sonnenbrand", „Sonnenstich" und Co.

Wer sich zu lange intensiver Sonneneinstrahlung aussetzt, riskiert einen **„Sonnenbrand"** der Haut. Schmerzen, Rötungen bis hin zu richtiggehenden Brandverletzungen sind die Folgen. Zusätzlich erhöht sich das Risiko von Hautkrebs.

Zu lange direkte Sonneneinstrahlung auf Kopf und Nacken kann zu einem **„Sonnenstich"** führen, einer schmerzhaften Reizung der Hirnhaut. Der Betroffene wird über Nackenschmerzen, Schwindel und Müdigkeit oder Übelkeit klagen. Schwere Verläufe können auch Bewusstseinsstörungen bis hin zu einem Kollaps verursachen.

Bei Hitze und gleichzeitiger zu geringer Flüssigkeitsaufnahme, permanentem Schwitzen oder Durchfällen kommt es zu Flüssigkeits- und Salzmangel, man spricht dann von einer **„Hitzeerschöpfung"**. Es treten Schwindel, Gereiztheit, Benommenheit und Kreislaufstörungen auf. Betroffene sollten umgehend kochsalzhaltige Getränke zu sich nehmen (Getränke mit Natrium, Chlorid und Glucose, z. B. Fleischbrühe oder isotonische Drinks)!

Lebensgefährlich ist ein **„Hitzschlag"**, der bei feucht-heißer Umgebungstemperatur oft in Verbindung mit körperlicher Anstrengung (Sport, Sauna, Überhitzung im Auto, v. a. bei Kindern und Tieren) auftritt: Der wärmegestaute Körper reagiert mit Fieber, Krampfanfällen und Herz-Kreislaufversagen. Rufen Sie sofort den Euronotruf 112!

Vorbeugen

Schützen Sie sich mit einer Sonnenbrille, Kopfbedeckung und langärmeliger, lockerer Kleidung. Vermeiden Sie konsequent starke Mittagshitze und körperliche Anstrengungen in der Sonne. Beugen Sie vor, indem Sie ausreichend trinken und – auch im Schatten – regelmäßig UV-Schutz auftragen.

CHECKLISTE

Gut zu wissen

→ Achtung: Medikamente, Alkohol oder sonstige Drogen können den Körper besonders empfindlich auf Sonne und Hitze reagieren lassen!

→ Gehen Sie bei den geringsten Anzeichen für einen Sonnenbrand aus der Sonne und suchen einen kühlen, schattigen Raum auf. Meiden Sie auch in den folgenden Tagen die Sonne.

→ Die Schmerzen eines Sonnenbrandes können Sie mit kühlenden, entzündungshemmenden Sprays oder Gels lindern. Wenn die Haut sich schält, lassen Sie die betroffenen Stellen in Ruhe.

→ Ältere Menschen, Kranke und Kinder sind durch Sonnenschäden und Austrocknung besonders gefährdet!

→ Denken Sie daran, dass die Sonneneinwirkung durch Reflektoren wie Wasser oder Schnee verstärkt werden kann. Schützen Sie sich also besonders beim Berg- und Wassersport!

→ Normale Kleidung ist zumindest teilweise durchlässig für UV-Strahlen. Benutzen Sie spezielle UV-Schutztextilien und tragen Sie zusätzlich morgens vor dem Anziehen eine Sonnenschutzcreme auf.

Häufige Fragen

Was ist eine „Sonnenallergie"?
Diese tritt bei manchen Menschen nach den ersten Sonnenbädern im Frühjahr auf. Die Haut reagiert nach der „Winterpause" besonders stark auf den UVA-Anteil der Sonnenstrahlen. Es kommt auf der Haut zu Flecken, Quaddeln oder Rötungen, meist mit starkem Juckreiz.

Was tun bei Blasen auf der Haut?
Blasenbildung bei einem Sonnenbrand deutet auf eine Verbrennung zweiten Grades hin. Stechen Sie die Blasen nicht auf, sie gehen meist von alleine auf. Sie können eine Gazeauflage aus der Apotheke verwenden, um Infektionen zu verhindern. Da großflächige Sonnenbrände dem Kreislauf Flüssigkeit entziehen, ist es wichtig, viel zu trinken. Im Zweifelsfall suchen Sie einen Arzt auf!

Fieber

Fieber ist an sich eine gesunde Abwehrreaktion des Körpers gegen Krankheitserreger. Einfache Maßnahmen können die Beschwerden lindern. Gefährdet sind allerdings Neugeborene, chronisch Kranke und Senioren.

1. **Wenn der Betroffene bei Fieberanstieg friert, wärmen Sie ihn mit einer Decke oder einer Wärmflasche.**

2. **Bei Überhitzung, aber nur bei warmen Füßen und Händen: Legen Sie Wadenwickel an. Fiebersenkende Medikamente können nach Beratung durch den Arzt/Apotheker gegeben werden.**

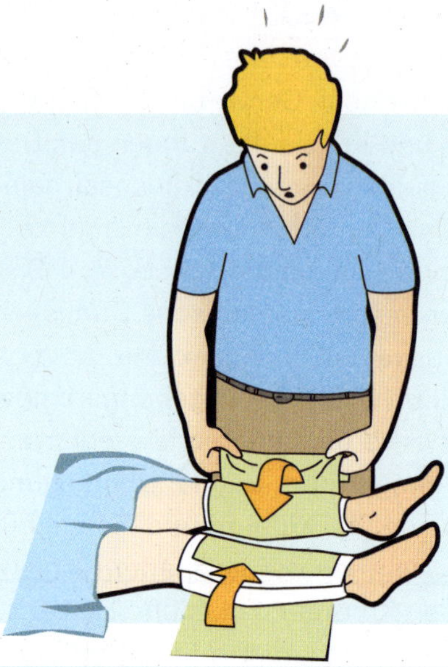

3. **Fieber steigert den Flüssigkeitsbedarf, insbesondere bei gleichzeitigem Durchfall und Erbrechen: Geben Sie dem Fiebernden ausreichend zu trinken – sein Urin soll hell sein.**

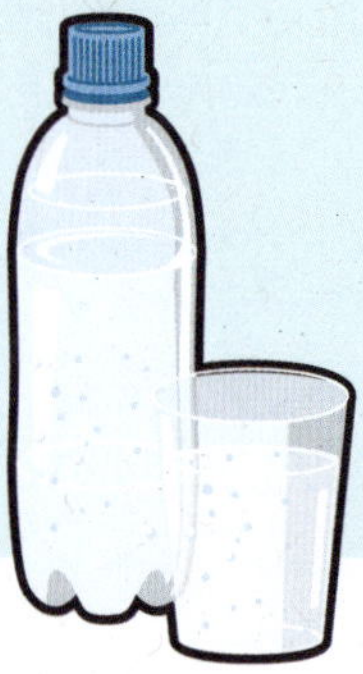

Bei Fieberkrämpfen gilt:

- → bewahren Sie Ruhe
- → schützen Sie das Kind vor Verletzungen
- → und halten Sie die Atemwege frei (gegebenenfalls Stabile Seitenlage).

Senken Sie das Fieber und rufen Sie im Zweifelsfall 112.

Anzeichen

Jeder kennt die klassischen Anzeichen von Fieber, das ab einer Körperkerntemperatur über 38 °C beginnt: Schüttelfrost und Blässe beim Temperaturanstieg, danach die körperliche Überhitzung. Sinkt das Fieber, reagiert der Körper mit Schweißausbrüchen. Daneben sind glasige Augen, Appetitlosigkeit, Kopf- und Gliederschmerzen bekannte Begleiterscheinungen. Kinder mit Fieber weinen und nörgeln wegen der unangenehmen Beschwerden häufig.

Allgemein

Tritt Fieber in Zusammenhang mit typischen Erkältungszeichen oder einer Magen-Darm-Verstimmung bei sonst gesunden Erwachsenen auf, können Sie bei stabilem Allgemeinbefinden einen bis drei Tage warten, bevor Sie einen Arzt kontaktieren. Da Senioren generell eine niedrigere Körpertemperatur haben, beginnt bei ihnen Fieber schon ab 37,8 °C. Die Höhe der Temperatur ist jedoch weniger entscheidend als das Allgemeinbefinden. Bei Symptomen wie Luftnot oder schnellem Puls schlagen Sie bitte rechtzeitig den Weg zum Arzt ein!

Gefährlich ist Fieber bei Neugeborenen oder Säuglingen, bei Patienten mit chronischen Herz- oder Lungenerkrankungen, bei Reiserückkehrern aus den Tropen, bei Verschlechterung einer Erkrankung trotz Antibiotika oder auch bei Jugendlichen, die evtl. mit Drogen experimentiert haben. Ziehen Sie in solchen Fällen bitte umgehend einen Arzt zurate!

Fieberkrämpfe

Fieberkrämpfe betreffen Kinder zwischen dem 6. Monat und 6. Lebensjahr. Bei schnellem Fieberanstieg treten dann rhythmische Muskelzuckungen und plötzlicher Bewusstseinsverlust auf. Jeder erste Fieberkrampf und alle Krämpfe die länger als drei Minuten dauern müssen ärztlich abgeklärt werden.

Häufige Fragen

Warum verabreicht der Arzt mitunter trotz Fieber keine fiebersenkenden Medikamente?
Da Fieber u. a. Bakterien bekämpft, wären fiebersenkende Medikamente eher nachteilig. So setzt der Arzt bei sonst gutem Gesundheitszustand auf die infektbekämpfende Wirkung des Fiebers. Sinkt das Fieber allerdings nicht nach spätestens drei Tagen oder treten neue Symptome hinzu, kontaktieren Sie erneut den Arzt.

Wadenwickel richtig anlegen
Feuchten Sie Baumwoll- oder Küchenhandtücher mit lauwarmem Leitungswasser an und wickeln diese um beide Waden. Darüber legen Sie trockene Tücher und lassen beides etwa 5 Minuten wirken. Achten Sie darauf, dass Füße und restlicher Körper warm bleiben und der Fiebernde die Wickel als angenehm empfindet und nicht friert.

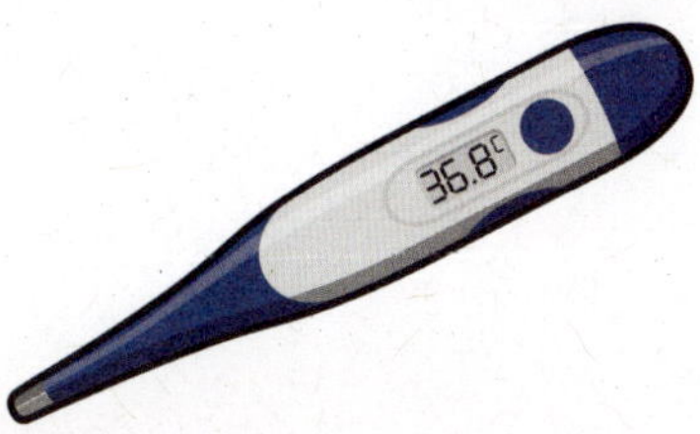

Insekten

In Mitteleuropa heimische Insektenarten haben biologisch eine wichtige Rolle – gleichzeitig sind sie im Alltag manchmal lästig für uns. Nur wenige Arten sind für uns gefährlich: sie können Allergien und chronische Erkrankungen auslösen.

Bienen- und Wespenstiche

Bienen- oder Wespenstiche können schwere allergische Reaktionen wie stark juckende Quaddeln und Nesselsucht, Übelkeit bis hin zu Atem- und Kreislaufproblemen verursachen. Besonders Stiche im Bereich der Atemwege sind gefährlich – Suchen Sie in diesem Fall sofort einen Arzt auf oder rufen Sie den Euronotruf 112! Bei begründetem Verdacht auf eine Allergie lassen Sie sich bitte testen und gegebenenfalls ein „Notfall-Set" verschreiben. Darin sind Medikamente enthalten, die Sie sich im Notfall bis zum Eintreffen des Arztes selbst verabreichen können. Lassen Sie sich zu weiteren möglichen Therapien beraten.

Zecken

Zecken sind Überträger von zwei gefährlichen Krankheiten: Borreliose und Hirnhautentzündung (FSME). Eine durch eine Zecke übertragene Borreliose ist manchmal schwer zu erkennen. Lokal kann sich eine kreisförmige, wandernde Hautrötung bilden. Achten Sie auf allgemeine Beschwerden, auch noch mehrere Wochen nach einem Zeckenbiss. Als Therapie kommen hier Antibiotika zum Einsatz.

Die auch durch Zecken übertragene Hirnhautentzündung ist nicht therapierbar, ihr kann aber durch eine (FSME)-Impfung vorgebeugt werden! Schützen Sie sich gegen Zeckenbisse, informieren Sie sich, ob Sie in einem Risikogebiet leben oder in ein solches reisen und sprechen Sie mit Ihrem Arzt bezüglich der Notwendigkeit einer Impfung gegen FSME.

Auf der Reise

Viele Tropenkrankheiten, die uns in Mitteleuropa unbekannt sind, werden durch Insekten übertragen: Die Stiche mancher Mückenarten führen zu Malaria, Gelb- oder Denguefieber. Eine Infektion mit Würmern geschieht oft über Gewässer und Lebensmittel. Dort und auch im Sand finden sich zudem Fliegen und Fliegenlarven, die den Menschen befallen können. Bei Fieber, Durchfall, Hautausschlägen oder anderen Symptomen, die Sie nicht zuordnen können und die während oder nach einer Reise auf-

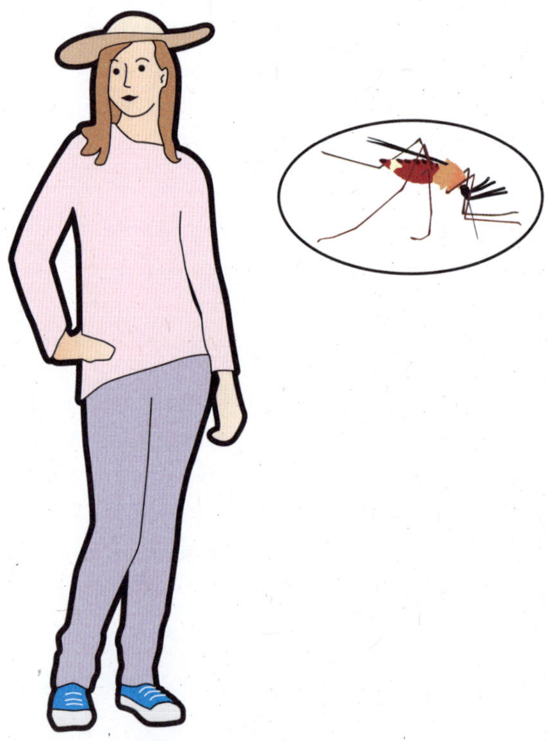

treten, sollte rasch der Arzt aufgesucht werden. Dies gilt nicht nur für Aufenthalte in den Tropen, sondern auch für Reisen in subtropische Gebiete bzw. die Mittelmeerregion.

Häufige Fragen

Ich wurde von einer Biene gestochen und der Stachel sitzt noch in der Haut. Was soll ich tun?
Entfernen Sie als Erstes den Stachel mit einer Pinzette. Dann kühlen Sie den Stich im Falle einer bereits aufgetreten Schwellung und tragen gegebenenfalls eine antiallergische Salbe auf. Kratzen Sie keinesfalls an der Einstichwunde – sonst riskieren Sie Wundinfektionen! Sollten Sie Probleme mit Atmung oder Kreislauf bekommen, rufen Sie rasch den Euronotruf 112.

Wie kann ich einem Menschen helfen, der im Mund von einer Wespe gestochen wurde?
Setzen Sie sofort einen Notruf ab, durch eine Schwellung im Mund- oder Rachenraum kann Lebensgefahr drohen! Geben Sie der Person Eiswürfel oder Speiseeis, das sie bis zur Ankunft des Arztes lutschen soll. Kühlen Sie den Stich zusätzlich von außen und lassen Sie den Betroffenen aufrecht sitzen. Wenn eine Allergie besteht und ein entsprechendes Notfall-Set zur Hand ist, wenden Sie es an!

CHECKLISTE

Gut zu wissen

- Beugen Sie Insektenstichen vor: Tragen Sie lange Ärmel und Hosen sowie festes Schuhwerk. Regelmäßiger Insektenschutz und ein Moskitonetz während der Nachtruhe halten Insekten fern.
- Achten Sie beim Essen und Trinken auf Wespen und Bienen (Ist auch eine Vorsichtsmaßnahme).
- Kontrollieren Sie abends Ihre Haut auf Stiche oder Bisse.
- Ist der Stich ganz frisch, versuchen Sie das Insektengift zu neutralisieren, indem Sie einen „in Wasser erhitzten Löffel", eine halbierte Zwiebel oder Essigwickel auflegen. Tritt im Verlauf eine stärkere Schwellung auf, beginnen Sie zu kühlen und tragen Sie eine antiallergische Salbe auf.
- Kratzen Sie nicht an Stichen oder Bissen – Infektionsgefahr!
- Hat sich eine Zecke in die Haut gebissen, muss sie mittels einer Zeckenpinzette entfernt werden.

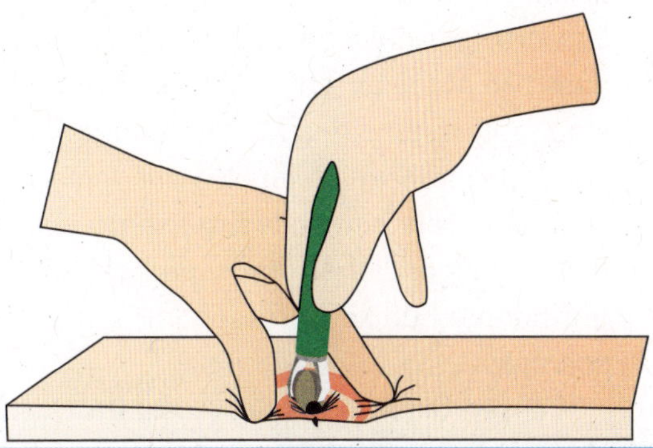

Hausapotheke

Einmal im Jahr sollten Sie Frühjahrsputz machen, und zwar nicht nur im Haus, sondern auch in Sachen Sicherheit und Gesundheit.

Setzen Sie sich einen jährlichen Termin, zu dem Sie Ihre Hausapotheke ausmisten und auf den neuesten Stand bringen. Bedenken Sie bitte, dass abgelaufene Medikamente nicht nur ihre Wirkung verlieren, sondern auch gefährlich werden können! Nutzen Sie diesen Termin auch gleich, um die Batterien für die Rauchwarnmelder auszutauschen, Ihre Impfpässe zu überprüfen und sich zu Ihren Zahnprophylaxe- und Vorsorgeterminen anzumelden.

Ihre Hausapotheke sollten Sie an einem kühlen, dunklen Ort unterbringen, zum Beispiel in einem Flur- oder Schlafzimmerschrank. Wichtig ist, dass genug Platz vorhanden ist, um die verschiedenen Artikel übersichtlich lagern zu können – denn wenn es schnell gehen muss, ist es ärgerlich oder sogar gefährlich, wenn man erst „wühlen" muss. Heben Sie die Originalverpackungen und Beipackzettel bitte immer auf. Im Zweifelsfall werden so Verwechslungen ausgeschlossen und Sie können stets die richtige Dosierung nachlesen. Achten Sie darauf, dass alle Medikamente kindersicher verstaut sind, mindestens das Medikamentenfach Ihrer Hausapotheke sollte also absperrbar sein. Eine sehr sinnvolle Ergänzung außerhalb der eigentlichen Hausapotheke sind griffbereite Kühlkompressen im Gefrierschrank.

Lassen Sie sich bei der Ausstattung Ihrer Hausapotheke durch Ihren Apotheker oder Arzt beraten. Informieren Sie sich in diesem Zuge auch zum Thema Reiseapotheke und zu Medikamenten für Kinder oder Senioren, die bei Ihnen im Haushalt leben.

Häufige Fragen

Wie lange kann ich Medikamente, Salben und Augentropfen aufbewahren?
Medikamente sind chemische Substanzen, die im Laufe der Zeit ihre Wirksamkeit verlieren und bei Kontakt mit der Umgebungsluft oxidieren können. Alle Präparate mit abgelaufenem Haltbarkeitsdatum und angebrochene Tuben, die länger als 6 Monate nicht benutzt worden sind, gehören entsorgt. Bei Flüssigkeiten wie Augen- oder Nasentropfen siedeln sich schnell Bakterien an, weshalb Sie diese bitte direkt nach Abklingen der Erkrankung wegwerfen sollten.

Wie kann ich meine Arzneimittel umweltbewusst entsorgen?
Unter **www.arzneimittelentsorgung.de,** einer Internetseite des Umweltministeriums für Bildung und Forschung, können Sie die Entsorgungsempfehlungen für Medikamente für Ihr Bundesland nachlesen. Generell gehören Umverpackungen und Beipackzettel ins Altpapier; Blister mit Tabletten sowie Salben, Spritzen usw. können über Schadstoff-Mobile, auf Recyclinghöfen, im Restmüll oder je nach Bundesland auch über Apotheken entsorgt werden.

CHECKLISTE

Inhalt einer Hausapotheke

- persönliche, vom Arzt verordnete Medikamente
- Erkältungsmittel: Lutschtabletten, Gurgelspülung, Nasentropfen etc.
- Schmerz- und fiebersenkende Mittel; wenn Säuglinge und Kinder im Haushalt leben, in altersgerechter Dosierung
- Mittel gegen Durchfall, Übelkeit, Erbrechen, Sodbrennen
- Mittel gegen Insektenstiche, Juckreiz und Sonnenbrand
- Sonnenschutzmittel, Insektenschutzmittel
- gegebenenfalls Augentropfen bei Reizungen oder bekannter Allergie
- Elektrolytpulver zum Ausgleich eines Flüssigkeitsverlustes, z. B. bei Erbrechen
- Verhütungsmittel und Kondome
- digitales Fieberthermometer
- Splitterpinzette, Zeckenpinzette
- Wunddesinfektionsmittel und Heilsalbe
- Notfall-Rufnummern
- Erste-Hilfe-Anleitung

VERBANDSMATERIAL:

- Mull-Kompressen und Mullbinden
- Verbandsschere
- Einmalhandschuhe
- Pflaster, verschiedene (wasserdichte Pflaster und welche für Brandverletzungen)
- gegebenenfalls Sport-Tape
- Dreieckstuch

GUT ZU WISSEN:

- Schlaf- und Beruhigungsmittel sind keine Standards, sondern sollten wegen Suchtgefahr jeweils nur für einen kurzen Zeitraum eingenommen werden. Sie gehören insofern nicht in die Hausapotheke. Auch Antibiotika haben dort nichts zu suchen, da sie nur im akuten Krankheitsfall eingenommen werden dürfen.

Vom Notarzt bis zur Intensivstation

Auf den folgenden Seiten geht es nicht um akute Hilfsmaßnahmen, sondern um ausführliche Hintergrundinformationen zu verschiedenen Themen, mit denen Sie sich im Zuge eines Notfalls auseinandersetzen müssen.

Lesen Sie dieses Kapitel in einem ruhigen Moment, damit Sie im Fall der Fälle wissen, was um Sie herum geschieht – etwa, was genau ein Notarzt eigentlich ist und was er macht, wie die Abläufe in einer Notaufnahme aussehen, wie sich eine Intensivstation von einer normalen Krankenhausstation unterscheidet und welche Hilfsangebote es bei psychiatrischen Notfällen gibt.

Unfälle vermeiden

Auch wenn Not- und Unfall sich gerade dadurch auszeichnen, dass sie einen unvorbereitet treffen: bei näherer Betrachtung finden sich statistische und psychologische Muster, die helfen können, Vorsorge zu treffen.

Wo geschehen Unfälle?

Ein Blick auf die Statistik zeigt, dass nur ein geringer Anteil aller Unfälle am Arbeitsplatz passieren. Der Rest ereignet sich zu Hause, in der Freizeit und im Straßenverkehr. Während im Arbeitsumfeld in der Regel viel Unfallvorsorge betrieben wird und wir uns im Straßenverkehr der Unfallgefahr zumindest immer bewusst sind, nehmen wir unser häusliches Umfeld nicht als gefährlich wahr und kümmern uns daher wenig oder gar nicht um Gefahrenquellen.

Gefahrensuche

Nehmen Sie sich die Zeit, Ihren Wohnraum, Ihre täglichen Wege und Ihre regelmäßigen Tätigkeiten genau darauf zu prüfen, ob und wo Gefahrenpotenziale bestehen, und ergreifen Sie dann konsequent entsprechende Maßnahmen zur Unfallvorsorge.

→ Welche Haushaltsarbeiten bringen regelmäßig unfallträchtige Handlungen mit sich (auf Leitern steigen, chemische Reiniger, glatte Treppen)?
→ Wie gefährlich sind Ihre Hobbys oder sportlichen Tätigkeiten und welche Unfälle passieren dabei üblicherweise?
→ Sind Maschinen und Geräte, die Sie im Alltag bedienen, betriebssicher, und sind Sie in der Lage, sie sicher zu bedienen?
→ Wo ist Ihnen schon einmal ein Unfall passiert oder beinahe passiert? An welcher Stelle sind Sie schon mehrfach gestolpert oder haben sich gestoßen?

Bitte denken Sie bei der Prüfung dieser Dinge auch für die Menschen in Ihrem Umfeld mit. So sind etwa ältere Menschen zu ihrer Sicherheit verstärkt auf Ordnung angewiesen, und wo Kinder sind, bestehen viel höhere Sicherheitsansprüche, beispielsweise hinsichtlich der Verwahrung von Gefahrengut oder der Absicherung von Steckdosen und Fenstern.

Hektik, Unachtsamkeit und Stress

Sehr viele Abläufe in unserem Alltag erledigen wir routiniert: Autofahren auf den immer gleichen Routen, Rasenmähen oder die Treppe hinuntergehen – all das erledigen wir sicher und ohne darüber nachzudenken. Kommen jedoch Stress, Eile oder andere psychische Drucksituationen hinzu, wird gerade die Routine zur Gefahr!

Da solche Drucksituationen nicht konsequent zu vermeiden sind, ist es wichtig, dass Sie gegebenenfalls Ihre Routine verlassen. Prägen Sie sich ein, dass Eile und Hektik immer erhöhte Konzentration von Ihnen verlangt. Bedienen Sie keine gefährlichen Maschinen, wenn Sie sich gerade geärgert haben oder eigentlich schon dringend irgendwohin müssten. Machen Sie nichts „noch eben schnell fertig" – sehr viele Unfälle passieren gegen Ende einer bestimmten Handlung, kurz vor Schichtende oder kurz vor der Ankunft, halten Sie Ihre Konzentration also möglichst bis zum Ende hoch.

Neue Lebensabschnitte

Ältere Menschen können zur Selbstüberschätzung neigen und bringen sich so ungewollt in Gefahr. Oftmals nehmen sie nicht wahr, wie die eigene Reaktionsfähigkeit, Körperkraft und Beweglichkeit im Laufe der Jahre abgenommen haben. Lebenslange Routinen können so zur Gefahr werden, und sich Einschränkungen der eigenen Selbstständigkeit einzugestehen, fällt verständlicherweise schwer. Versuchen Sie, ehrlich mit sich selbst zu sein und tricksen Sie sich nicht selber aus. Helfen Sie auch älteren Personen in Ihrem Umfeld, entsprechend zu reflektieren. Denn je älter Menschen sind, desto schwerwiegender sind häufig die Folgen eines Unfalls für das ganze weitere Leben.

Übermut und Gruppenzwang

Bei jungen Menschen kommen dagegen ganz andere psychologische Momente als Faktor für Unfallgefahr ins Spiel: Übermut, Gruppenzwang und Leichtsinn verleiten gerade Jugendliche zu übermäßig riskantem Verhalten. Man kann diese Dinge nicht vermeiden, aber man kann über sie reden – und so zumindest ein Bewusstsein dafür schaffen. Denn nur worüber ich mir bewusst bin, davor kann ich mich auch schützen!

Eltern und andere Aufsichtspersonen sollten außerdem nicht vergessen, was für eine starke Kraft die kindliche Neugierde ist – und welche oft völlig überraschenden und unlogischen Handlungen daraus entstehen und zur Gefahrenquelle werden können.

Unfallstatistiken

Laut Statistischem Bundesamt ereignen sich in Deutschland jährlich beinahe 10 Millionen Verletzungen durch Unfälle. Über 7 Millionen davon geschehen im Haushalt oder während der Freizeit. In den letzten 10 Jahren gab es im Schnitt:

→ **9,77 Millionen**
Unfallverletzte insgesamt

→ **3,89 Milionen**
Unfallverletzte in der Freizeit

→ **3,15 Millionen**
Unfallverletzte im Hausbereich

→ **1,34 Millionen**
Unfallverletzte in der Schule

→ **1 Million**
Unfallverletzte am Arbeitsplatz

→ **0,38 Millionen**
Unfallverletzte im Verkehr

Aufgrund der Lockdowns während der Coronapandemie in den Jahren 2020/2021 sind die Schulunfälle um fast 42 % zurückgegangen, Arbeitsunfälle um 13 % und Verkehrsunfälle um fast 33 %. Es wird erwartet, dass sich die Unfallzahlen wieder an die Zahlen „vor der Pandemie" angleichen werden.

Quelle: statista.de

Der Notfallsanitäter

Ein Notruf über die 112 setzt einen festgelegten Ablauf in Gang. Es ist wichtig, dass Sie während der nächsten Schritte möglichst ruhig bleiben.

Wer kommt zu Hilfe?

Wenn der Notruf bei der Leitstelle eingeht, erfasst dort ein speziell ausgebildeter Mitarbeiter folgende Informationen: Name, Adresse/Ort des Notfalls, Uhrzeit und Datum der Notrufes, Verdachtsdiagnose und Meldung der Unfallart. Anhand dieser Informationen beurteilt er den Bedarf, prüft die Verfügbarkeit der nächstgelegenen Rettungswache und schickt das geeignete „Rettungsmittel" los, in der Regel einen Rettungswagen. Abhängig von der gemeldeten Verdachtsdiagnose kann zusätzlich zum Rettungswagen auch noch ein Notarzt alarmiert werden (siehe „Der Notarzt", S. 68).

Wie kann die Besatzung des Rettungswagens helfen?

Die Besatzung eines Rettungswagen besteht meist aus zwei Personen: einem Notfallsanitäter und einem Rettungssanitäter.

Der Notfallsanitäter hat eine mehrjährige Ausbildung in der Rettungsmedizin absolviert. Er ist das höchstqualifizierte nichtärztliche Personal. Der Fahrer ist üblicherweise ein sogenannter Rettungssanitäter (520 Ausbildungsstunden und meist ein Fahrgastbeförderungsschein).

Der Notfallsanitäter wird beim Eintreffen am Unfallort schnellstmöglich beurteilen, ob in der aktuellen Situation noch ein Notarzt nachgefordert werden soll. Er wird dies gegebenenfalls tun und dann umgehend mit der Erstversorgung beginnen. Hierzu steht im Rettungswagen eine umfassende Ausrüstung zur Verfügung: ein EKG zur Kontrolle der Herzfunktionen, ein Defibrillator zur Reanimation, eine Vakuummatratze für den Transport, Sauerstoffgeräte, Verbandsmaterial und viele andere medizinische Hilfsmittel.

Mit Änderung des Notfallsanitätergesetzes im Januar 2021 ist es Notfallsanitätern zudem erlaubt „heilkundliche Maßnahmen (Infusionen, Verabreichen bestimmter Medikamente) eigenverantwortlich durchzuführen", bis ein Notarzt eintrifft. Das gilt bei Lebensgefahr des Patienten oder wenn wesentliche Folgeschäden drohen.

Der Rettungsablauf

→ Sobald die Rettungskräfte den Unfallort erreichen, beginnen sie mit der **Erstversorgung.** Dabei ist zunächst die Kontaktaufnahme mit allen Betroffenen das Wichtigste, um die Situation zu erfassen und zu beruhigen. Gleichzeitig werden erste medizinische Maßnahmen durchgeführt: am Oberarm wird der Blutdruck gemessen, über ein „Fingerhütchen" Informationen zum Sauerstoffgehalt des Blutes aufgenommen und bei Bedarf Sauerstoff über eine Maske oder Nasenbrille verabreicht. Wenn nötig werden auch Wunden versorgt oder gebrochene Gliedmaßen stabil gelagert.

→ Ist die Gesamtsituation stabilisiert und die betroffene Person aus medizinischer Sicht transportfähig, beginnt der **Transport.** Die Rettungskräfte werden die betroffene Person oder deren Angehörige um persönliche Unterlagen – also Versicherungskarte, Medikamentenplan und ärztliche Vorbefun-

CHECKLISTE

Was kann ich selbst tun?

→ **Machen Sie den Weg frei.** Öffnen Sie vorab Toreinfahrten und Haustüren. Wenn möglich, stellen Sie einen Helfer ab, der die Rettungskräfte direkt zum Verletzten bringt (besonders bei rückseitigen Hauseingängen, Hinterhöfen oder auf Gewerbegelände).

→ **Unterstützen Sie das Rettungspersonal!** Haben Sie Verständnis, wenn Ihren Wünschen nicht immer entsprochen werden kann und die Höflichkeit der Sachlichkeit weichen muss.

→ **Versuchen Sie, Fragen so genau und so knapp wie möglich zu beantworten.**

→ **Halten Sie die wichtigsten Dokumente bereit:** Arzt/Krankenhausberichte, Versicherungsunterlagen und Medikamentenpläne.

de – bitten (siehe „Formulare", S. 97). Dann wird die verletzte Person auf die Rettungstrage gehoben und angeschnallt, da auch beim Krankentransport die Anschnallpflicht gilt. Die medizinisch jeweils hochqualifizierteste Person vor Ort nimmt neben der betroffenen Person Platz und betreut sie während der Fahrt ins Krankenhaus. Wurde zusätzlich noch ein Notarzt alarmiert, fährt auch dieser im Rettungswagen mit.

→ Vom Rettungswagen aus wird der Krankentransport in der Klinik angemeldet. Auch das **Rettungsprotokoll** wird während der Fahrt ausgefüllt.

→ Je nach Beschwerdebild geht die Betreuung nach der Ankunft im Krankenhaus in der **Notaufnahme** weiter. Es folgt nun die Übergabe: das Rettungsteam berichtet dem Krankenhauspersonal alles über den Einsatz und die medizinische Situation. Die Papiere werden übergeben. Gemeinsam wird die betroffene Person von der Rettungstrage in ein Krankenhausbett gehoben.

Spezialfall Hausnotruf

Viele Menschen wünschen sich, möglichst lange in den eigenen vier Wänden wohnen zu bleiben. Doch Kinder und Enkel fragen sich: Wer hilft, wenn die Oma oder der Vater in der eigenen Wohnung stürzt? Ein Notrufknopf für Senioren kann schnelle Hilfe bringen. Dieser Notrufknopf kann als Armband oder als Kette um den Hals getragen werden. Wird der Knopf gedrückt – also der Alarm ausgelöst, geht dieser Notruf an eine Rufzentrale. Die Zentrale der Hausnotrufdienste muss rund um die Uhr erreichbar sein, und im Notfall alle wichtigen Maßnahmen einleiten. Wichtig ist, dass der Anbieter sofort versucht, mit der betroffenen Person Kontakt aufzunehmen, um genau zu prüfen, welcher Notfall vorliegt. Das funktioniert durch in der Wohnung installierte Sprechverbindungen.

Ist es erst einmal kein akuter medizinischer Notfall kontaktiert der Dienst zuerst die angegebenen Kontaktpersonen oder den Pflegedienst, soweit eine Betreuung existiert. Ist keine Kontaktaufnahme mit der Person, die den Notruf abgesetzt hat, möglich, werden die Rettungskräfte informiert.

Ein Sanitäter berichtet aus seinem Arbeitsalltag

Martin Lehmann ist seit über 25 Jahren ehrenamtlich bei den Johannitern tätig, u. a. war er Rettungsdiensthelfer, Vorstand des Regionalverbands Ostbayern und Gruppenleiter der Johanniter Jugend im Einsatz.

Was wünschen Sie sich von Ersthelfern an der Unfallstelle?

Stellen Sie sich die Frage, wie lange Ihre Ausbildung in Erster Hilfe zurückliegt – und besuchen Sie mal wieder einen Auffrischungskurs. Es lohnt sich, denn anderen Menschen helfen zu können, ist eine sehr positive Erfahrung! Konkret hilft es uns an der Unfallstelle sehr, wenn wir einen Einweiser vorfinden, der uns direkt zum Patienten führt und die Örtlichkeit absichert. Das kann, z. B. in unübersichtlichen Wohnblocks, eine wertvolle Zeitersparnis bringen. Beobachten Sie genau! Informationen über den Unfallhergang und den Allgemeinzustand des Patienten sind sehr wichtig für das Rettungsdienstpersonal. Und weil es leider oft nicht funktioniert: Bitte bilden Sie bei Verkehrsunfällen sofort die Rettungsgasse: Fahrzeuge auf dem linken Fahrstreifen fahren links ran, Fahrzeuge auf dem mittleren bzw. rechten Fahrstreifen fahren rechts ran. Somit ist der Weg für die Einsatzfahrzeuge frei.

Und von den Betroffenen, denen Sie zur Hilfe kommen?

Natürlich ist es immer gut, wenn es einem Unfallopfer gelingt, Ruhe zu bewahren. Das ist sicher nicht leicht, aber man kann sich darauf verlassen, von sehr gut ausgebildetem und hoch motiviertem Rettungsdienstpersonal versorgt zu werden. Erste-Hilfe-Kenntnisse helfen übrigens auch dabei, sich als Unfallopfer richtig zu verhalten. Sie sind also auch eine Maßnahme zum Eigenschutz. Zur Prävention möchte ich sagen: Nehmen Sie immer Ihr Mobiltelefon mit, besonders, wenn Sie alleine unterwegs sind. Und verzögern Sie einen Notruf nicht – lieber zu viel nach Hilfe rufen, als einmal zu wenig.

Welche Informationen über einen Verunglückten sind für Sie am wichtigsten?

Alles über den Unfallhergang und über die Vitalfunktionen des Verletzten – also Bewusstsein, Atmung und Kreislauf –, die Information, welche Maßnahmen bisher eingeleitet worden sind und wichtige individuelle Aspekte wie Vorerkrankungen, Allergien oder regelmäßig eingenommene Medikamente.

Was darf der Rettungswagen im Straßenverkehr?

Das ist in der Straßenverkehrsordnung klar geregelt: Blaues Blinklicht und Einsatzhorn, umgangssprachlich gerne als „Blaulicht und Sirene" bezeichnet, werden verwendet, wenn höchste Eile geboten ist, um Menschenleben zu retten oder schwere gesundheitliche Schäden abzuwenden. Es ordnet an: Alle übrigen Verkehrsteilnehmer haben sofort freie Bahn zu schaffen. Hier sind wir also, ähnlich wie bei der Rettungsgasse, auf Ihre Kooperation angewiesen, denn es ist uns z. B. nicht erlaubt, einfach eine rote Ampel zu überfahren – wir müssen uns in die Ampelkreuzung tasten.

Zum Thema Geschwindigkeit: Zu schnelles Fahren gefährdet die Ankunft am Einsatzort oder ist bei medizinischer Versorgung eines Patienten an Bord oft gar nicht möglich. Umso wichtiger ist es, dass Sie den Einsatzfahrzeugen Platz machen und keine Rettungswege oder Feuerwehrzufahrten blockieren.

Wenn der Alarm kommt – was geht da in Ihnen vor?

Man arbeitet seine Aufgaben fokussiert und konzentriert ab. Eine gewisse Anspannung gehört jedoch dazu und ist auch wichtig, um achtsam zu bleiben. Wir versorgen Menschen in Notfallsituationen – das ist immer eine herausfordernde Aufgabe.

Wie sehr belastet Sie, was Sie im Einsatz erfahren und sehen?

Natürlich gibt es Einsätze, die eine psychische Belastung darstellen. Heute werden solche Erlebnisse aber in Einsatznachbesprechungen und im Kameradenkreis offen thematisiert. Im Rahmen der Helfernachsorge steht uns jederzeit kompetentes, speziell ausgebildetes Personal für Gespräche zur Verfügung. Es ist wichtig, den Kopf immer wieder frei zu bekommen – nur so bleiben wir effizient und können unserer Aufgabe entsprechen.

Der Notarzt: Wer er ist, was er tut

„Ruf den Notarzt!" ist eine übliche Formulierung – aber wer ist das eigentlich, der da zu Hilfe eilt, und wer entscheidet darüber, wer genau kommt?

Notarzt – ja oder nein?

Wenn Sie den Notruf unter 112 absetzen, beurteilt die Rettungsleitstelle, ob in Ihrem Fall akut bedrohliche Krankheitszeichen vorliegen. Ist das so, wird zusätzlich zum Rettungswagen auch noch ein Notarzt alarmiert. Die Umstände, die nicht nur zum Einsatz eines Rettungswagens führen, sondern zusätzlich einen Notarzt-Einsatz auslösen, sind von der Bundesärztekammer genau festgelegt. Dazu gehören alle lebensbedrohlichen Zustände und alle schweren Unfallverletzungen.

Das macht der Notarzt

Notärzte sind speziell ausgebildete Ärzte unterschiedlicher Fachrichtungen (meist aus der Unfallchirurgie/Chirurgie, der Anästhesiologie oder der Inneren Medizin), die die Zusatzbezeichnung Notfallmedizin führen. Sie arbeiten eng mit anderen Rettungskräften (Sanitätern, Feuerwehr, Polizei) zusammen und verfügen über eine spezielle medizinische Notfallausrüstung für besondere Gefahrensituationen. Sie sind darauf spezialisiert, verunglückte Personen so zu versorgen, dass eine akute Lebensgefahr gebannt und der sichere Transport in ein Krankenhaus möglich wird.

Hierzu stehen Ihnen besonders ausgestattete Notarztwagen oder Rettungshubschrauber zur Verfügung. Der Notarzt fährt entweder im eigenen Notarzt-Einsatzfahrzeug zum Unfallort und trifft dort mit einem Rettungswagen zusammen, oder er erreicht den Einsatzort mittels speziell ausgestattetem Notarztwagen oder Hubschrauber.

Über die Kompetenzen der Rettungswagenbesatzung hinaus führt der Notarzt sämtliche lebenserhaltenden Maßnahmen auch außerhalb des Krankenhauses durch – soweit Situation und Umstände dies zulassen. Mit der Einleitung einer Narkose nimmt der Notarzt Schwerstverletzten die Schmerzen und sichert die Atemwege durch einen Beatmungsschlauch. Auch kann er vor Ort kleinere chirurgische Eingriffe vornehmen, etwa das Legen von Drainagen, um den Patienten für den Transport zu stabilisieren.

Zu unterscheiden sind Notärzte von ihren niedergelassenen Kollegen, die den „ärztlichen Bereitschaftsdienst" bzw. „ambulanten Notdienst" verantworten. Dies sind Ärzte aus verschiedenen Fachbereichen ohne spezielle rettungsmedizinische Ausbildung. Sie stellen die ambulante Versorgung mittels Hausbesuchen und Bereitschaftspraxen außerhalb der regulären Sprechzeiten sicher.

Wie lange dauert es, bis der Notarzt kommt?

Nach Absetzen eines Notrufs sollen in städtischen Gebieten bis zum Eintreffen des Notarztes nicht mehr als 12, in ländlichen Regionen maximal 20 Minuten vergehen. Natürlich kommt es vor, dass diese Zeiten auch überschritten werden. Im Notfall kann es sich sehr lange „anfühlen", bis die dringend benötigte Hilfe vor Ort ist – und daher ist es so wichtig, dass Sie sich mit Erste-Hilfe-Maßnahmen vertraut machen, um der betroffenen Person während dieser Wartezeit lebenserhaltend helfen zu können.

Verständnis für den Notarzt

Ein Notarzt muss unter großem Zeitdruck richtig beurteilen und sehr genau handeln. Er muss Schmerzen stillen, den Patienten umgehend transportfähig machen und so rasch wie möglich in ein geeignetes Krankenhaus bringen. Keine leichten Aufgaben! Deshalb ist es von zentraler Bedeutung, dass er jede mögliche Unterstützung erhält. Akzeptieren Sie deshalb, egal ob als Betroffener oder als Angehöriger, unbedingt seine Autorität und folgen Sie seinen Weisungen!

Womöglich kennen Sie Fernsehserien, in denen Ärzte und Rettungspersonal in dramatisch dargestellten Szenen zum Unfallort rennen und sofort für alles Lösungen finden. Die Realität sieht etwas anders aus: Im Notfall wird ausschließlich „schnellen Schrittes gegangen", denn Notärzte haben bis zu 25 kg medizinisches Gepäck dabei. Sollte das Rettungspersonal stürzen, könnte das den Einsatz insgesamt gefährden.

Trotz Zeitdruck kann es für den Notarzt sinnvoll sein, kurz innezuhalten, um die Situation in allen Facetten zu begreifen. Haben Sie als Angehöriger und Betroffener Verständnis, dass Lösungen manchmal erst im Verlauf des Einsatzes gefunden werden und der Notarzt am Einsatzort noch nicht auf alle Ihre Fragen eine Antwort geben kann.

Häufige Fragen

Darf ich als Angehöriger im Rettungswagen mitfahren?

Einen Anspruch darauf gibt es grundsätzlich nicht. Je nach Situation wird versucht, diesem Wunsch nachzukommen, aber akzeptieren Sie unbedingt, wenn das Rettungspersonal ablehnt. Bei einem Unfall ist die Begleitperson eventuell nicht versichert. Falls Sie aufgeregt sind, fahren Sie nicht selber, sondern bitten Sie Dritte oder nehmen ein Taxi, um dem Rettungswagen ins Krankenhaus zu folgen.

Was muss dem Notarzt unbedingt gegeben werden bzw. muss unbedingt mit ins Krankenhaus?

In erster Linie geht es um die Versorgung eines Notfalls, Verwaltungsangelegenheiten und Organisatorisches kommen danach. Es ist natürlich gut, wenn Sie dem ärztlichen Personal hilfreiche Informationen zur Verfügung stellen können. Bereiten Sie diesen Fall vor, indem Sie entsprechende Unterlagen sammeln (siehe „Formulare", S. 97). Das wird Ihnen auch helfen, in einer Notfallsituation ruhig zu bleiben.

Sollte ich, um Zeit zu sparen, einen Verunglückten lieber selber ins Krankenhaus bringen?

Keinesfalls. Machen Sie sich klar: Wenn Sie Hilfe rufen, beginnt die effektive medizinische Versorgung, sobald die Rettungskräfte eintreffen – nicht erst nach dem Transport ins Krankenhaus. Außerdem werden Sie selber aufgeregt sein und nicht sicher Auto fahren.

Im Krankenhaus

Sollten Sie infolge eines Notfalls ins Krankenhaus gebracht werden, hilft es, über einige Dinge im Vorfeld Bescheid zu wissen und darauf eingestellt zu sein.

Ihr „Notfallhelfer"

Als Notfall-Patient werden Sie weitgehend unvorbereitet sein. Das bedeutet, dass Sie vermutlich keine Zeit gehabt haben, zu Hause alles Wichtige zu regeln und alles für den Krankenhausaufenthalt Notwendige einzupacken. Vereinbaren Sie deshalb unbedingt mit einer Person aus Ihrem Umfeld, dass sie für Sie die Rolle des „Notfallhelfers" übernimmt – es bietet sich natürlich an, dass Sie im Gegenzug auch als Helfer fungieren. Wählen Sie eine Vertrauensperson in unmittelbarer Nähe aus. Das kann ein Angehöriger, ein Freund oder auch ein Nachbar sein. Auf jeden Fall sollte die Person für Sie gut erreichbar sein, Zugang zu Ihren Wohnräumen haben, wissen, wo Ihre Arztunterlagen sind und Ihnen diese und andere persönliche Dinge in die Klinik bringen können. Geben Sie ihr dann am besten auch Ihre Wertsachen mit nach Hause, denn eine sichere Verwahrung ist in der Klinik meist unmöglich. Überlegen Sie sich außerdem, ob Sie Ihren „Notfallhelfer" mit einer Vollmacht ausstatten möchten, um z. B. Geld- oder Versicherungsangelegenheiten für Sie regeln zu können (siehe Formulare „Notfallhelfer", S. 101).

Auswahl eines Krankenhauses

Im akuten Notfall werden Sie mit der Entscheidung, in welche Klinik Sie gebracht werden, wenig zu tun haben. Die Rettungskräfte steuern in aller Regel das nächstgelegene, geeignete und aufnahmebereite Krankenhaus an. Wenn ausreichend Zeit ist, sich für ein Krankenhaus zu entscheiden, verlassen Sie sich am besten auf die Empfehlung Ihres Hausarztes. Gerade bei bekannten Vorerkrankungen kann es sinnvoll sein, sich im Vorfeld Gedanken darüber zu machen, welche Krankenhäuser in Ihrer Nähe gegebenenfalls für Sie geeignet wären.

Grundsätzlich müssen alle Kliniken in Deutschland jährlich und nach vorgegebenen Kriterien einen Qualitätsbericht veröffentlichen, der aber für den Laien nicht leicht zu verstehen ist. Ein wichtiges Kriterium darin sind die Zertifizierungen, über die ein Krankenhaus verfügt. Denn für solche Zertifikate hat jeweils eine außenstehende Person bzw. Institution das Krankenhaus geprüft. Weitere Informationen zur Qualitätssicherung finden Sie zum Beispiel online beim Gemeinsamen Bundesausschuss (G-BA), dem obersten Beschlussgremium der gemeinsamen Selbstverwaltung der Ärzte, Zahnärzte, Psychotherapeuten, Krankenhäuser und Krankenkassen in Deutschland: www.g-ba.de.

Fragen Sie gegebenenfalls auch hier Ihren Hausarzt – er sollte einen guten Überblick haben, da viele seiner Patienten ihre Krankenhauserfahrungen mit ihm teilen.

Aufklärungsgespräche

Jeder Arzt ist verpflichtet, Sie vor Beginn einer Behandlung umfassend über Art, Inhalt und auch mögliche Gefahren aufzuklären. Es ist wichtig, dass Sie möglichst ruhig und vertrauensvoll mit Ihrer Therapie beginnen – fragen Sie also offen nach und teilen

Sie Ihre Sorgen, Ängste und Hoffnungen mit Ihrem Arzt. Vor einer Operation gibt es zusätzlich ein Anästhesiegespräch, in dem Sie den Narkosearzt zu Risiken und Art der geplanten Narkose befragen können.

Entlassung

Verlassen Sie das Krankenhaus nicht ohne den Arztbrief. Er führt auf, welche diagnostischen und therapeutischen Maßnahmen bei Ihnen vorgenommen und ob Medikamente umgestellt oder neu verordnet wurden. Mit diesem Brief sollten Sie zeitnah zum Hausarzt gehen, denn aus dem Krankenhaus werden aus versicherungsrechtlichen Gründen keine Medikamente oder Apothekenrezepte mitgegeben. Planen Sie Ihre Rückkehr nach Hause rechtzeitig und organisieren Sie die nötigen Hilfsmittel und Unterstützungen, aber auch die Anschlussbehandlungen oder Rehabilitationsmaßnahmen – der Sozialdienst des Krankenhauses unterstützt sie bei diesen Vorgängen.

UNSER RAT

Krankenhaus-Zusatzversicherung

Die normale medizinische Versorgung in deutschen Krankenhäusern ist von hoher Qualität. Trotzdem wünschen sich viele Menschen, im Ernstfall auf keine Erleichterung verzichten zu müssen und die bestmögliche Versorgung zu bekommen. In diesem Fall garantiert eine Krankenhaus-Zusatzversicherung die freie Arztwahl (Chefarztbehandlung) und übernimmt nötigenfalls die Kosten für die Behandlung durch Spezialisten. Weiter sichert sie üblicherweise zusätzliche Kosten für die Unterbringung in Ein- oder Zweibettzimmern ab. Da diese Policen aber eher teuer sind, kann es besser sein, Letzteres gegebenenfalls privat zu bezahlen. Wenn Sie sich die Möglichkeit sichern möchten, etwa bei einer schweren oder seltenen Erkrankung Ihre Klinik und den behandelnden Arzt selbst zu wählen, entscheiden Sie sich für einen Tarif, der unter „Leistungseinschränkungen" kein A, B oder E hat.

Wer sich als Kassenpatient regelmäßig in der Klinik vom Chefarzt behandeln lassen möchte, kann eine Krankenhauszusatzversicherung abschließen. Die Stiftung Warentest hat zuletzt im Jahr 2020 37 Einbettzimmer- und 24 Zweibettzimmertarife verglichen. In jeder Kategorie gibt es einen Testsieger mit dem Qualitätsurteil Sehr gut sowie mehrere gute Angebote. Dabei zahlt ein 43-jähriger Neukunde für einen Einbettzimmertarif zwischen 39 und 75 Euro im Monat, beim Zweibettzimmertarif sind es zwischen 36 und 49 Euro. Die vollständigen Ergebnisse finden Sie auf www.test.de. Stand: Juli 2022.

Notaufnahme

Die Notaufnahme wird auch Notfall-Ambulanz, Rettungsstelle oder Erste-Hilfe-Station genannt und ist die Anlaufstelle zur Versorgung medizinischer Notfälle in Krankenhäusern. Sie ist normalerweise 24 Stunden und auch an Wochenenden und Feiertagen geöffnet.

Wie komme ich in die Notaufnahme?

Außerhalb der Sprechzeiten Ihres Hausarztes werden Sie durch den hausärztlichen Notdienst (Telefon 116 117), den Notarzt (Telefon 112) oder den Rettungsdienst zur stationären Behandlung eingewiesen. Manche Notfall-Patienten werden auch von Angehörigen oder mit dem Taxi gebracht. Notaufnahmen befinden sich meist im Erdgeschoss der Kliniken und sind in der Regel ab dem Haupteingang gut ausgeschildert.

Reihenfolge der Behandlung

Notaufnahmen sind dafür bestimmt, sich ausschließlich um akute Notfälle zu kümmern. Die Arbeit der Notaufnahme ist nicht planbar, deshalb erfolgt dort keine Terminvergabe oder ambulante Betreuung. Auch kann in der Notaufnahme kein Ersatz für hausärztliche Leistungen wie Impfungen, Routineuntersuchungen oder die Behandlung von Erkältungskrankheiten erbracht werden. Für die Reihenfolge der Versorgung ist nicht der Zeitpunkt des Eintreffens eines Patienten ausschlaggebend, sondern die Dringlichkeit seiner medizinischen Versorgung. Auch wenn erst spezialisierte Ärzte hinzugezogen werden müssen, kann sich die Reihenfolge ändern und damit die Wartezeit verlängern.

Ablauf in der Notaufnahme

→ Bei der **Ankunft** eines Patienten in der Notaufnahme werden zunächst die persönlichen Daten aufgenommen und eine medizinische „Ersteinschätzung" der Situation vorgenommen. Daraufhin wird nach einem festgelegten System entschieden, in welcher fachlichen und zeitlichen Reihenfolge vorgegangen werden soll. Dabei stimmt sich ein Team, bestehend aus Ärzten unterschiedlicher Fachrichtungen und dem Pflegepersonal, eng miteinander ab.

→ Zur **„Ersteinschätzung"** wird man Sie in einen Behandlungsraum oder eine Kabine führen und dort Ihre „Vitalparameter" wie Blutdruck, Puls und Atemfrequenz untersuchen. Zusätzlich können Sauerstoffsättigung und Körpertemperatur gemessen werden. Wenn nötig werden weitere Untersuchungen wie Blutentnahme, Röntgen, Ultraschall oder EKG folgen. Im Anschluss werden alle nötigen Basis-Maßnahmen eingeleitet, z. B. Infusionen zur Stabilisierung des Kreislaufes oder die Versorgung von Knochenbrüchen oder Platzwunden.

→ Nach Abschluss aller Maßnahmen wird von den Ärzten festgelegt, ob eine **stationäre Aufnahme** – etwa weil eine Operation vorbereitet werden muss – oder eine **ambulante Weiterbehandlung** erfolgen soll. Auch die Verlegung in eine spezielle Behandlungseinrichtung ist in bestimmten Situationen erforderlich (siehe „Spezielle Notfallzentren", S. 78).

Häufige Fragen

Werden in der Notaufnahme auch Arbeitsunfähigkeitsbescheinigungen (AU) für meinen Arbeitgeber ausgestellt?

Arbeitsunfähigkeitsbescheinigungen werden dort nur ausgestellt, wenn die Klinik eine Zulassung zur Behandlung von Arbeitsunfällen (Durchgangsarztverfahren) und eine Berufsgenossenschaftliche (BG-) Ambulanz hat. Diese ist den Notaufnahmen oft angegliedert.

Welche Unterlagen brauche ich in der Notaufnahme?

Um zeitliche Verzögerungen bei Untersuchung und Behandlung zu verringern, sollten die Versicherungskarte, Vorbefunde, Diagnosen (Arztbriefe) und ein Medikamentenplan mitgebracht werden. Bei offenen Verletzungen möglichst auch der Impfausweis. Falls vorhanden, sind ein Schrittmacherausweis oder ein Diabetes-Schema hilfreich.

Warum kann die Notaufnahme nicht den Haus- oder Facharzt ersetzen?

Notfälle sind arbeitsintensiv und aufwendig in der Behandlung und haben immer den Vorrang. Husten, Schnupfen, Heiserkeit, Magen-Darm-Erkrankungen oder Muskel-Gelenk-Beschwerden ohne Unfall werden in der Regel nachrangig behandelt und gehen daher mit langen Wartezeiten einher. Ersparen Sie sich also in solchen Fällen den Weg ins Krankenhaus und gehen Sie zum Hausarzt, bzw. kontaktieren Sie außerhalb der Öffnungszeiten den ärztlichen Bereitschaftsdienst unter der Telefonnummer 116 117.

Kommunikation mit dem Arzt

Das Gespräch mit dem Arzt über Ihren gesundheitlichen Zustand – oder den eines Angehörigen – ist ein grundlegender Bestandteil für die richtige Diagnosestellung und die entsprechende Behandlungsentscheidung.

Verständnis für den Arzt

Sowohl der menschliche Körper als auch die Psyche sind extrem komplex. Von einem Arzt wird erwartet, so schnell wie möglich alle wesentlichen Symptome und Informationen wahrzunehmen, sie richtig zu deuten und dann die richtigen Schlüsse daraus zu ziehen. Sein Beruf bleibt daher selbst mit einer fundierten Ausbildung und viel Erfahrung eine schwierige Aufgabe. Er hat seinen Beruf gewählt, weil er Menschen – und also auch Ihnen – helfen will. Er übernimmt dabei viel Verantwortung. Denken Sie also partnerschaftlich über Ihren Arzt und nehmen Sie seinen Einsatz nicht als zu selbstverständlich. Und haben Sie Geduld! Der Mensch ist keine Maschine und entsprechend der Arzt auch kein Mechaniker, der die „Funktionsfehler" einfach so „reparieren" könnte.

Auf Augenhöhe miteinander sprechen

Grundsätzlich hilft es allen Gesprächspartnern, respektvoll und höflich miteinander umzugehen. Genauso wichtig ist allerdings auch Offenheit. Zögern Sie deshalb nicht, sich dem Arzt gegenüber frei zu äußern. Machen Sie sich dabei keine Gedanken über Ihre mangelnde fachliche Qualifikation. Ihre Offenheit wird dem Arzt helfen, seine Arbeit gut zu machen. Fragen Sie nach, wenn Sie etwas nicht verstehen. Hören Sie genau zu, was der Arzt sagt, und weisen Sie ihn als Patient umgehend darauf hin, wenn Sie das Gefühl haben, dass er Ihren Zustand anders einschätzt als Sie selbst. Stellen Sie Fragen zu vorgeschlagenen therapeutischen Maßnahmen, denn für den Erfolg der Therapie ist Ihr Verständnis und Ihre Akzeptanz enorm wichtig. Oftmals gibt es nicht nur eine richtige Lösung für ein Problem.

Aktive Patientenrolle

Im Laufe der letzten Jahrzehnte hat sich die Kommunikation zwischen Arzt und Patient deutlich verändert. Zum einem trägt die gesellschaftliche Entwicklung und Aufklärung dazu bei – man denke etwa an die wachsende Verbraucherschutzbewegung, die auch in der Medizin Einzug hält. Zum anderen beeinflussen medizinischer Fortschritt und neue Informationsquellen unsere Erwartungshaltung. Heutzutage können mehr Krankheiten behandelt werden, was bei steigendem Lebensalter zu häufigeren Arztkontakten führt. Gleichzeitig stehen mit Medien wie Internet und TV-Ratgebersendungen zusätzliche Informationsquellen zur Verfügung. Vom Arzt werden, abhängig vom Patientencharakter, unterschiedliche Rollen erwartet: Einer wünscht den elterlichen Ratgeber, ein anderer möchte auf Augenhöhe diskutieren, der Nächste ausschließlich einen wertneutralen Fachexperten sprechen und wieder ein anderer hofft auf kurze, klare Anweisungen, ohne selbst etwas entscheiden zu müssen. Wer auch immer Sie sind und was auch immer Sie brauchen: Sprechen Sie Ihre Erwartungen an den Arzt klar aus und bringen Sie sich – soweit es Ihr Gesundheitszustand zulässt – in die Entscheidungsfindung mit ein. Betrachten Sie es als Chance, als aktiver, eigenverantwortlicher Patient den eigenen Heilungsprozess mitgestalten zu können.

Herausforderung „Gesprächszeit"

Gerade im Krankenhausbetrieb ist die Zeit eines Arztes eine begrenzte Ressource. Als Patient, den natürlich in erster Linie die eigene Genesung interessiert, kann es schwierig sein, dafür Verständnis aufzubringen. Versuchen Sie dennoch, Geduld aufzubringen und zu verstehen, dass Untersuchungen und Diagnose Zeit brauchen. Um die gemeinsame Gesprächszeit mit Ihrem Arzt möglichst sinnvoll zu nutzen, kann es hilfreich sein, sich vorab Notizen und eigene Fragen aufzuschreiben. Ist man erst einmal im Untersuchungszimmer, vergisst man sonst leicht etwas. Nehmen Sie sich auch nach einem Arztgespräch die Zeit, um sich die wichtigsten Stichpunkte zu notieren. Vor allem wenn verschiedene Behandlungsansätze diskutiert wurden, sind diese Notizen eine gute Gedankenstütze, mit deren Hilfe man sich anschließend etwa mit seinen Angehörigen beraten kann.

UNSER RAT

Die Rolle der Angehörigen

In manchen Situationen kann die Anwesenheit von Angehörigen beim Arztgespräch hilfreich sein. Insbesondere wenn der Gesundheitszustand stark beeinträchtigt ist oder der Patient sich aufgrund von Schmerzen nur schwerlich konzentrieren kann, kann ein Angehöriger wertvolle Informationen für den Arzt beisteuern.

Vergewissern Sie sich vorab, dass der Betroffene Sie als Mittler vertrauensvoll „zulässt", und versuchen Sie dann, die an Sie gestellten Fragen möglichst wertneutral zu beantworten. Wenn möglich, besprechen Sie mit Ihrem Angehörigen vor und nach den Arztkontakten, welche Fragen er an die Ärzte gestellt haben möchte. Und, genauso wichtig, welche Informationen ihr Angehöriger auf keinen Fall erhalten möchte.

Respektieren Sie seine Bedürfnisse, auch wenn Sie selbst die ein oder andere Frage unbedingt beantwortet haben möchten. Die behandelnden Ärzte werden im Zweifelsfall eine offizielle Entbindung von der ärztlichen Schweigepflicht verlangen. Das Formular dazu finden Sie im Anhang dieses Ratgebers auf Seite 139.

Intensivstation

Die Intensivstation ist speziell auf die Behandlung schwerer oder lebensbedrohlicher Krankheiten und Verletzungen ausgerichtet. Ärzte und Pflegepersonal haben eine Zusatzausbildung, um diesen besonderen Anforderungen zu genügen.

Intensivpflegekräfte

Die intensivere Beobachtung und Therapie erfordert deutlich mehr pflegerisches und ärztliches Personal als auf einer Normalstation. Während Pflegekräfte dort für bis zu zwanzig Patienten zuständig sein können, betreut eine Intensivpflegekraft ein bis drei Patienten. Auf Intensivstationen ist zudem immer ein Arzt anwesend oder in kürzester Zeit verfügbar.

Behandlung und Geräte auf der Intensivstation

Wie weit die Körperfunktionen eines Patienten auf der Intensivstation von Geräten kontrolliert werden, hängt von der Schwere der Erkrankung oder Verletzung ab. Viele Kabel, Schläuche und Maschinen sind dafür vonnöten. Puls, Blutdruck, Atemfrequenz und die Körpertemperatur werden regelmäßig gemessen. Benötigt ein Patient Infusionen, können Zugänge zu den Blutgefäßen angelegt werden. Bei beeinträchtigter Nierenfunktion wird ein Blasenkatheter gelegt oder sogar ein Dialysegerät (Blutwäsche) zum Einsatz gebracht.

Ist die Atmung gestört oder wird zusätzlicher Sauerstoff benötigt, können kleine Schläuche in ein Nasenloch gelegt werden, über die angefeuchtete Luft in die Nase des Patienten geleitet wird. Oder der Patient wird maschinell beatmet. In diesem Fall steht ein Beatmungsgerät neben dem Bett.

Lassen Sie sich nicht von den vielen Geräten, Schläuchen und Kabeln verunsichern. In aller Regel wird das Personal Sie diesbezüglich anweisen und für Fragen zur Verfügung stehen. Behalten Sie auch bei Alarmtönen die Ruhe. Diese zeigen im Regelfall keinen Notfall an, sondern weisen auf eine Tendenzänderung hin – das Personal weiß diese Töne richtig zu interpretieren und wird sich entsprechend verhalten, ohne Ihre Hilfe in Anspruch nehmen zu müssen.

Als Angehöriger auf der Intensivstation

Wenn Sie als Besucher auf eine Intensivstation kommen, wird man Sie auffordern, sich die Hände zu desinfizieren. Zudem kann es vorkommen, dass Sie spezielle Schutzkleidung und Überschuhe beim Betreten der Station in einer Schleuse anlegen müssen. Auf diese Weise sollen die Patienten vor Krankheitserregern geschützt werden.

Auf Intensivstationen gibt es keine festgelegten Besuchszeiten, da jeder Patient individuell betreut wird. Abläufe und Patientenwohl haben Priorität vor den Bedürfnissen der Besucher. Sollten Sie also hinsichtlich eines Besuchswunsches vertröstet werden, haben Sie Geduld. In jedem Fall wird man sich bemühen, Sie über Zustand, Therapie und Behandlung zu informieren.

Aktive Mithilfe bei der Pflege

Ist ein Patient länger auf eine intensivmedizinische Betreuung angewiesen, kann es für ihn und seine Angehörigen angenehm sein, wenn jene einen Teil der pflegerischen Tätigkeiten übernehmen. Haben Sie also keine Scheu, das Pflegepersonal zu fragen, ob Sie beim Essen oder der Körperhygiene helfen dürfen. Seien Sie aber nicht enttäuscht, wenn Ihr Angebot zunächst abgelehnt wird. Das Personal wird Ihre Unterstützung zu einem entsprechenden Zeitpunkt annehmen und zu würdigen wissen.

Wie umgehen mit der psychischen Belastung?

All diese Eindrücke und die Sorge um kranke Angehörige können stark verunsichern und zu seelischen Beeinträchtigungen führen. Geht es Ihnen so, sollten Sie nach einem Besuch auf der Intensivstation am besten nicht sofort nach Hause gehen. Bleiben Sie z. B. noch für einen Kaffee oder eine Tasse Tee in der Klinik-Cafeteria und lassen Sie die Eindrücke etwas wirken. Einige Kliniken verfügen über einen Raum der Stille oder eine Kapelle. Im Regelfall hat jede Klinik einen Seelsorger. Haben Sie keine Scheu, um Unterstützung zu bitten.

UNSER RAT

Nachsicht mit dem Personal

Die Arbeit mit Schwerkranken und Schwerstverletzten ist auch für das Personal belastend. Lachen und Scherzen sind daher kein Ausdruck von Respektlosigkeit gegenüber dem Leid der Patienten, sondern ein Ventil, um den körperlichen und seelischen Druck ein wenig abzulassen. Seien Sie sich gewiss, dass jede beteiligte Person bemüht ist, ihr Bestes für die Genesung Ihres Angehörigen zu tun.

Spezielle Notfallzentren

Nicht jede Klinik kann alle medizinischen Fachrichtungen zur Behandlung bestimmter Erkrankungen anbieten. Hier kommen spezielle Notfallzentren ins Spiel.

Was ist der Unterschied zur Notaufnahme?

Bei vielen Erkrankungen und Unfällen, z. B. an den Augen oder bei Verbrennungen der Haut, ist es notwendig, umgehend eine spezielle Therapie unter Einsatz von besonderer Medizintechnik durchzuführen. Die Handhabung solcher Situationen und auch die Bedienung der technischen Geräte erfordert dazu ausgebildete Ärzte und Pflegekräfte. Um medizinische Kompetenzen und finanzielle Möglichkeiten optimal zu bündeln, haben manche Kliniken Ambulanzen eingerichtet, die sich auf gewisse Fachrichtungen spezialisiert haben.

Im Gegensatz dazu arbeiten in einer allgemeinen Notaufnahme üblicherweise Ärzte aus der Inneren Medizin und der Chirurgie. Ist dort eine erste Stabilisierung des Patienten erfolgt, wird dieser zur Behandlung in die jeweils notwendige Fachabteilung verlegt.

Stroke Unit

Ein Schlaganfall, z. B. ausgelöst durch eine plötzliche Minderdurchblutung des Gehirns, ist ein medizinischer Notfall und in den Industriestaaten eine der häufigsten Invaliditäts- und Todesursachen (siehe „Schlaganfall", S. 36). Aufgrund der Häufigkeit dieser Erkrankung wurden hierfür in vielen Kliniken spezielle Behandlungszentren, sogenannte Stroke Units, eingerichtet.

Ziel dieser Schlaganfall-Ambulanzen ist es, innerhalb kürzester Zeit die exakte Diagnose zu stellen, um umgehend mit der optimalen Therapie beginnen zu können. Das ist nur mittels eines spezialisierten Teams und optimal eingespielter Zeitabläufe möglich – und sichert dem Patienten so den bestmöglichen Erfolg.

Chest Pain Unit

Der Herzinfarkt ist ebenfalls eine der häufigsten Todesursachen in den Industriestaaten. Er wird verursacht durch einen plötzlichen Verschluss von Gefäßen am Herzmuskel, oft einhergehend mit starken Schmerzen (siehe „Herzinfarkt", S. 34). Die „Chest Pain Unit" – auf Deutsch „Brustschmerz-Einheit" – eines Krankenhauses dient der schnellen Diagnostik und optimalen Therapie von Patienten mit akuten Brustschmerzen. Hier arbeiten Fachärzte für Kardiologie (Herzerkrankungen), und auch hier geht es darum, die genaue medizinische Lage innerhalb kürzester Zeit zu erfassen und entsprechende Maßnahmen einzuleiten.

Die Ambulanz verfügt immer über ein Herzkatheterlabor – mittels eines kleinen Schlauches wird über eine Arterie oder Vene das Herz untersucht und behandelt – und hält eigens Betten für die weitere Überwachung der Patienten bereit.

Traumazentrum

Nicht jede Notaufnahme ist für die Versorgung von sehr schwer verletzten Patienten, z. B. durch Verkehrs- oder Sportunfälle, eingerichtet. Für diese Patientengruppe wurden „Traumazentren" ins Leben gerufen. Das sind Notaufnahmen, die sich auf unfallchirurgische Behandlungen wie komplizierte Knochenbrüche, schwere Bauchverletzungen und oft auch Arbeitsunfälle spezialisiert haben. Sie verfügen über sogenannte Schock- oder auch Reanimationsräume, hochmoderne Operationssäle und meist auch einen Hubschrauberlandeplatz.

Geschieht ein schwerer Unfall in einer abgelegenen Region, so werden die Patienten zunächst in einer nahe gelegenen Klinik erstversorgt, dann stabilisiert und in ein solches Traumazentrum verlegt.

Häufige Fragen

Warum kann nicht jedes Krankenhaus alle Arten von Erkrankungen und Unfällen behandeln?

Mit dem medizinischen Fortschritt haben sich immer mehr Fachrichtungen gebildet, die bei bestimmten Erkrankungen oder schweren Unfällen eine spezialisierte Patientenversorgung gewährleisten können. Das nötige medizinische Gerät und das spezialisierte Personal sind jedoch sehr kostenintensiv. Nicht jedes Krankenhaus kann das leisten.

Warum kommen Patienten bei Schlaganfall und Herzinfarkt nicht auf die „normale" Intensivstation?

Krankenhäuser in Städten oder Stadtteilen mit einem großen Einzugsgebiet behandeln entsprechend der Bevölkerungszahl häufiger Schlaganfälle und Herzinfarkte als kleinere Kreiskrankenhäuser. Standardisierte Diagnostik- und Behandlungsabläufe und die spezialisierte Ausbildung des Personals machen die Einrichtung der oben im Text beschriebenen „Spezialabteilungen" sinnvoll.

Infektionen im Krankenhaus

Wo sich viele kranke Menschen auf beschränktem Raum aufhalten, besteht erhöhtes Risiko für die Entwicklung und Verbreitung von Infektionen. Um Patienten, Mitarbeiter und Besucher zu schützen, gelten besondere Hygiene-Sorgfaltspflichten!

Vorsicht ist geboten

Immer wieder berichten die Medien über Infektionen in Krankenhäusern. Diese Infektionen sind ein ernstzunehmendes Risiko, besonders weil es sich bei ihnen häufig um sogenannte multiresistente Keime handelt, die mit gängigen Antibiotika nicht mehr zu behandeln sind. Nach einer Erhebung des ECDC (Europäisches Zentrum für Prävention und Kontrolle von Krankheiten) in ausgewählten Krankenhäusern infizieren sich etwa 5 % aller Patienten in Deutschland mit solchen Erregern. Ein Anlass zu Panik ist diese Zahl zwar nicht, sehr wohl aber ein Grund zur Vorsicht!

Hygiene

Ob als Patient oder Angehöriger: Beachten Sie bitte unbedingt die gängigen Hygienevorschriften im Krankenhaus, selbst wenn Sie als Besucher „nur kurz vorbeikommen". Helfen Sie mit, die Übertragung von Krankheitserregern einzudämmen. Das Wichtigste ist dabei die gründliche Händedesinfektion, bevor Sie einen Patienten begrüßen. Hierzu hängen in den Krankenhausfluren oder an der Wand im Patientenzimmer stets Wandspender mit Desinfektionsmittel. Benutzen Sie diese und benetzten Sie mit der Flüssigkeit auch sorgfältig Ihre Fingerzwischenräume! Bitte beachten Sie: Die Mittel sind erst etwa 30 Sekunden nach der Anwendung voll wirksam.

Bei manchen Patienten sind besondere Schutzmaßnahmen erforderlich, etwa auf Stationen zur Krebsbehandlung, in Isolierzimmern aufgrund besonderer Infektionen oder auf Intensivstationen. Am besten, Sie melden sich bei Ihrem ersten Besuch im Stationszimmer an – dort wird man Sie darauf hinweisen, was zu beachten ist. Eventuell wird man Sie bitten, Mundschutz, einen Einmalkittel, Handschuhe anzuziehen und gegebenenfalls Plastikstulpen über die Straßenschuhe zu ziehen. Sollte ein Patient frisch operiert sein, setzen Sie sich bitte nicht auf sein Bett und binden Sie sich, wenn Sie lange Haare haben, vor einer Umarmung die Haare zusammen.

Topfpflanzen sind für das Krankenhaus nicht geeignet – Schnittblumen schon eher. Haben Sie Verständnis, dass auch diese auf Stationen mit Frischoperierten oder Stationen mit vielen Allergikern oder Hauterkrankten eventuell nicht gestattet sind.

Gesundheit und Immunsystem

Bitte kommen Sie nur als Besucher ins Krankenhaus, wenn Sie selbst fit und gesund sind. Insbesondere wenn Sie das Gefühl haben, dass eine Erkältung im Anmarsch ist oder Sie in den letzten Tagen mit einem Magen-Darm-Infekt zu tun hatten, sollten Sie zu Hause bleiben! Ihr Angehöriger wird es Ihnen danken und sich sicherlich auch über ein herzliches Telefonat mit Ihnen freuen.

Säuglinge und Kleinkinder sollten vorsorglich nicht als Besucher mit ins Krankenhaus genommen werden, da Ihr Immunsystem noch nicht vollends ausgebildet ist. Ähnliche Empfehlungen gibt es für betagte Besucher, deren Immunsystem schon abgeschwächt sein kann.

Patienten, bei denen ein Krankenhausaufenthalt geplant ist, sollten in der Zeit vor der stationären Aufnahme, sofern es die Umstände erlauben, auf ihre Ernährung, auf ausreichend Schlaf und insgesamt auf einen gesunden Lebenswandel achten. Kümmern Sie sich darum, dass Ihr Immunsystem kräftig ist und Sie sich in einem emotional ausgeruhten Zustand befinden, wenn Sie sich z. B. für eine Operation angemeldet haben.

Bitten Sie Freunde und Angehörige, Ihnen Obst oder auch Smoothies statt Süßigkeiten in die Klinik mitzubringen. Klären Sie aber unbedingt vorher mit Ihrem Arzt, was sie alles zu sich nehmen dürfen.

Neue Maßnahmen seit 2020

Seit 2020 gelten in Krankenhäusern für Patienten und Besucher besondere Vorsichtsmaßnahmen: Dazu gehört das Tragen eines medizinischen Mundschutzes oder einer FFP2-Maske. Je nach Krankenhaus oder Abteilung gilt die 2G+ Regel, in manchen Fällen ist ein aktueller Antigen oder PCR-Test notwendig. Die Besucherzahl ist mancherorts auf einen Besucher pro Zimmer begrenzt und auch die Besuchsdauer kann eingeschränkt sein. Wann sich die Situation wieder „normalisiert", ist nicht abzusehen. Informieren Sie sich daher vor einem Krankenhausbesuch, welche Regelungen Sie persönlich betreffen werden.

UNSER RAT

Toilettennutzung

Benutzen Sie die „öffentlichen" Besuchertoiletten auf der Station oder in der Cafeteria und nicht die Toiletten der Patientenzimmer. Waschen Sie sich nach jedem Toilettengang gründlich die Hände und schließen Sie den Wasserhahn wenn möglich mit Ihrem Ellenbogen oder einem Einmalhandtuch.

Notruf bei psychiatrischen Notfällen

Ein psychiatrischer Notfall kann entstehen, wenn ein Mensch sich selbst (Selbstmordversuch, Selbstverletzung, Wahnhandlungen) oder andere gefährdet (unkontrollierte Aggression, Körperverletzung).

Wenn Sie sich bei einem psychiatrischen Notfall durch die Situation überfordert fühlen, binden Sie möglichst schnell andere Personen in die Hilfe mit ein. Achten Sie darauf, dass für den Betroffenen keine bedrohliche Situation entsteht. Die Anwesenheit mehrerer Helfer kann Aggressionen verhindern, außerdem wirkt eine „Öffentlichkeit" meist hemmend auf Menschen, die vorhaben, sich etwas anzutun. Wenn Sie das Gefühl haben, dass der Betroffene sich oder andere gefährdet, zögern Sie auf keinen Fall, den Notruf 112 zu wählen! Verlassen Sie nach Absetzen des Notrufs nach Möglichkeit nicht den Ort des Geschehens. Beobachten Sie die Situation aus sicherer Entfernung, versuchen Sie ggf. das Geschehen zu beruhigen Sie und berichten den eintreffenden Hilfskräften Ihre Beobachtungen.

Wenn Sie die Situation nicht als ausgesprochenen Notfall einschätzen, aber trotzdem der Ansicht sind, dass der betroffenen Person geholfen werden sollte, ist es gut zu wissen, dass es fast überall psychiatrische Notdienste gibt. Die jeweilige Nummer finden Sie leicht im Internet, etwa wenn Sie nach „psychiatrischer Notfall" oder „psychologischer Notdienst" suchen. Der Vorteil für den Betroffenen ist, dass ihm hier häufig sehr viel zielgerichteter geholfen werden kann. Menschen in einer Lebenskrise brauchen oft eher professionelle Ansprache als medizinische Versorgung. Sollte ein solcher Dienst allerdings nicht verfügbar sein, setzen Sie den „normalen" Notruf 112 ab.

Bundesweit bekommen Sie hier Auskunft:

Telefonseelsorge in Deutschland
rund um die Uhr
0800/1110111
www.telefonseelsorge.de

Psychosoziale Notfallversorgung des DRK
rund um die Uhr
08000/365 000
www.drk.de/hilfe-in-deutschland/bevoelkerungsschutz-und-rettung/psychosoziale-notfallversorgung/

Regionale Angebote finden Sie online. Diese sind aber häufig nicht rund um die Uhr erreichbar und insofern im Notfall nicht unbedingt hilfreich.

Sollten Sie selber oder ein Angehöriger betroffen sein, suchen Sie wenn möglich die nächste psychiatrische Klinik auf und begeben Sie sich dort in die Notaufnahme. Neben akuter medikamentöser Hilfe erhalten sie hier auch professionelle Beratung zum weiteren Vorgehen.

Panikattacke und akute Depression

Jeder Mensch kann im Laufe seines Lebens eine psychische Störung, wie Ängste oder Depressionen, entwickeln. Wichtig ist, in akuten Situationen richtig zu reagieren.

Was ist eine Panikattacke?

Die Panikattacke ist ein intensiver Angstzustand, die sowohl bei Gesunden wie auch bei psychisch oder auch körperlich Erkrankten auftreten kann. Diese Attacken sind anfallartig mit zum Beispiel auftretenden Schweißausbrüchen, Herzrasen, Zittern, Atemnot und Ähnliches. Dieses Gefühl kann bis zur Todesangst reichen und löst im Körper eine „Kampf oder Fluchtreaktion" aus. Die Attacke selbst dauert zumeist nur wenige Minuten an. Die Panikstörung als eigenständige Diagnose gehört zu den Angsterkrankungen.

Wie kommt es zu einer Panikattacke?

Menschen mit einer Panikstörung werden urplötzlich von Angst überschwemmt und geraten in ein Gefühl, als ob sie sterben müssten. Sie können jederzeit eine akute Attacke erleiden. Diese hängt nicht von einer bestimmten Situation und auch nicht von einem speziellen Auslöser ab. Weil die Anfälle nicht absehbar sind, bestimmt häufig die Angst vor der nächsten Panikattacke das Leben dieser Menschen. Panikstörungen können auch im Zusammenhang mit einer depressiven Störung vorkommen. Dann wechseln sich häufig Paniksymptome mit Depressionen ab.

Wie kann ich in einer akuten Panikattacke reagieren?

Warten Sie eine Zeit lang ab – auch wenn es schwerfällt, gerade jetzt inne zu halten. Versuchen Sie langsam und bewusst zu atmen. Versuchen Sie währenddessen Ihre Aufmerksamkeit von negativen Gedanken weg auf andere Dinge zu richten, wie zum Beispiel vorbeifahrende Autos zu zählen. Klären Sie Familie, gute Freunde und Bekannte über Ihre Panikattacken auf und sagen Sie Ihnen, wie sie Sie während einer Attacke unterstützen können.

Langfristige Behandlung ist wichtig

Sprechen Sie Ihre Ängste bzw. Ihre Angststörung bei Ihrem Hausarzt an und lassen sie mögliche körperliche Ursachen abklären. Konnten medizinische Gründe ausgeschlossen werden, dann wenden Sie sich bitte an einen Facharzt oder Therapeuten und beginnen eine professionelle Psychotherapie. Diese hilft, die eigene Situation besser zu verstehen, das Selbstwerterleben und die eigene Resilienz zu steigern sowie „Werkzeuge zur Selbsthilfe" zu erlernen. Im individuellen Fall können unterstützend auch Medikamente verschrieben werden. Zudem lernen Sie verschiedene Techniken kennen, die Ihnen in akuten Situationen helfen können.

GUT ZU WISSEN

Angst vor Menschen

Die soziale Phobie ist eine der häufigsten Angsterkrankungen. Im Mittelpunkt dieser Erkrankung steht die Angst (negativ) aufzufallen oder von anderen Menschen schlecht bewertet bzw. kritisiert zu werden. Die körperlichen und/oder psychischen Symptome zeigen sich in der Angst „beim Sprechen zu erröten", Sprechhemmungen, Beklemmungen, Zittern u.ä. Das kann soweit führen, dass sich die Betroffenen immer mehr zurückziehen und Kontakte vermeiden

Was ist eine Depression?

Schätzungsweise erkrankt jeder fünfte Deutsche in seinem Leben einmal an einer Depression. Eine Depression ist dabei nicht einfach nur ein Zustand von „Unglücklichsein" sondern eine sehr ernst zu nehmende, komplexe Erkrankung mit vermindertem Antrieb (Energielosigkeit), anhaltend negativer Stimmungslage und dem Verlust „Freude empfinden zu können". Weitere Symptome können z.B. Schlafstörungen, Appetitlosigkeit, körperliche Schmerzen, anhaltende Schuldgefühle und Selbstmordgedanken sein. Die Dauer und Schwere der Erkrankung kann sehr unterschiedlich verlaufen.

Wie wird eine Depression behandelt?

Depressiv gefärbte Stimmungen, die nicht binnen Kurzem von selbst vergehen, sollten unbedingt ärztlich beurteilt werden. Grundsätzlich sollten Sie Ihren Hausarzt oder Fachärztin für Psychiatrie und Psychotherapie auf Ihre Symptome und Beschwerden ansprechen. Dieser kann Sie dann weitergehend beraten, Sie gegebenen falls zu einem Facharzt überweisen oder eine stationäre Therapie empfehlen. Nur in einem von Psychotherapeuten oder Arzt geleiteten Gespräch ist es möglich, die zugrunde liegenden Bedingungen zu erkennen und in den Lebenszusammenhang einzuordnen. Die Behandlung der Depression basiert zumeist auf einer Psychotherapie und der Möglichkeit einer medikamentösen Therapie oder Kombination aus beidem.

Was können Sie als Angehöriger tun?

Haben Sie Geduld mit dieser besonderen familiären Situation und erwarten Sie keine „schnellen" Ergebnisse von Therapien und auch nicht von Ihren eigenen Bemühungen um den Angehörigen. Gut gemeinte Ratschläge, wie mal wieder auszuspannen, können sinnlos oder sogar schädlich sein, genau wie die Aufforderung, sich „zusammenzureißen". Denn der depressive Mensch ist nicht zu „faul" oder „unwillig" etwas zu tun, sondern es ist der Antriebsmangel als Teil der Erkrankung.

Suchen Sie in einer akuten Phase das Gespräch mit Ihrem Angehörigen und vermitteln Sie in Ich-Botschaften, dass Sie sich um ihn sorgen. Fragen Sie, was er zur Unterstützung brauchen kann. Informieren Sie sich auch bei Angehörigengruppen nach Hilfsmöglichkeiten, da es in der Betreuung erkrankter Angehöriger eine Herausforderung sein kann, eine gute Versorgung sicherzustellen und gleichzeitig die Selbstbestimmung des Betroffenen nicht einzuschränken. Denken Sie bei allen Herausforderungen auch an Ihre Gesundheit.

Die psychiatrische Klinik

Viele Menschen haben eine angstbehaftete Vorstellung von der Psychiatrie. Wenn Sie einen Angehörigen dort hinbringen oder selber in die Situation geraten, psychiatrische Hilfe zu benötigen, können diese Vorbehalte hinderlich sein.

Allgemeines

Eine Psychiatrie muss man sich zunächst vorstellen wie jedes andere Krankenhaus. In der Regel gibt es verschiedene Stationen mit unterschiedlichen Krankheitsschwerpunkten wie z. B. für Depression, für Suchterkrankungen oder Traumapatienten. Auch der Tagesablauf ähnelt dem in einer anderen Klinik: Es gibt eine tägliche Visite, zusätzlich zur psychiatrischen auch eine allgemeinmedizinische Grunduntersuchung.

Analog zum körperlichen Gesundheitssystem gibt es unterschiedliche Behandlungsformen: als „Kurzintervention" in der Ambulanz mit Weiterleitung an niedergelassene Psychiater, über die intensivierte (längere) ambulante Behandlung, über die teilzeitstationäre Behandlung bis zur vollstationären Behandlung.

Entgegen den Ängsten erleben viele Patienten, die das erste Mal in einer Psychiatrie sind, das ausgesprochen positiv. Für seelisch oder psychisch erkrankte Menschen ist die alltägliche Welt voller Druck und Unruhe. Die Psychiatrie erfahren sie als Ort der Ruhe und häufig entwickelt sich ein starkes gegenseitiges Verständnis unter den Patienten. Die Erklärungsnot fällt weg, man muss sich bei niemandem entschuldigen für spezielle Bedürfnisse und Stimmungen.

Zudem wird in modernen Kliniken auf eine freundliche Bauweise und gute Lichtverhältnisse geachtet, um die Stimmung der Patienten positiv zu beeinflussen.

Der psychopatholgische Befund

Dieser Befund ist das erste und zentrale Mittel psychiatrischer Diagnose und ist in etwa vergleichbar mit dem körperlichen Untersuchungsbefund in der Inneren Medizin. Es handelt sich dabei um einen standardisierten, diagnostischen Katalog, der dazu dient, Kriterien wie Orientierung, Wahrnehmung, Verständnis, Stimmung, Wahn und Suizidgefährdung zu beurteilen.

Auf dieser Basis werden die ersten Behandlungsschritte beschlossen und beispielsweise auch über eine stationäre Aufnahme entschieden. Eine endgültige Diagnose kann in der Psychiatrie oftmals erst im weiteren Verlauf einer Erkrankung gestellt werden. Deswegen wird der psychopathologische Befund in regelmäßigen Abständen neu erhoben, um Veränderungen im Krankheitsverlauf zu erfassen. In der Psychiatrie ist er also ein sehr wichtiges Diagnoseinstrument.

Unterbringung

Die Rechtslage zur Unterbringung (umgangssprachlich häufig „Zwangseinweisung" genannt) ist etwas kompliziert und nicht überall gleich. Wichtig zu wissen ist in erster Linie, dass die Selbstbestimmung des Betroffenen nach Möglichkeit respektiert wird und die Regelungen, die eine Unterbringung gegen den Willen des Betroffenen rechtfertigen, sehr streng sind.

So ist eine unfreiwillige Einweisung nur möglich, wenn der Betroffene sich selbst oder die öffentliche Sicherheit gefährdet. Auch hier variieren die Bestimmungen im Detail, so ist z. B. in Bayern auch die Unterbringung zum Erhalt der öffentlichen Ordnung möglich.

Während der normalen Geschäftszeiten sind in der Regel die Amtsärzte des sozialpsychiatrischen Dienstes zuständig für eine Unterbringung. Wenn im Notfall oder außerhalb normaler Geschäftszeiten eine akute Fremd- oder Selbstgefährdung vorliegt, ist es sinnvoll, die Polizei einzuschalten – denn nur sie kann eine vorübergehende Unterbringung anordnen. Allerdings kann die Polizei auch nur bei einer Gefährdungslage aktiv werden.

Nach spätestens 24 Stunden muss ein Amtsrichter des Vormundschaftsgerichts mit einbezogen werden. Der Arzt legt dann den Sachverhalt dar, der Patient wird nach Möglichkeit befragt und der Richter bildet sich ein unabhängiges Bild. Er kann anschließend einen Behandlungsbeschluss herbeiführen, allerdings sind die Schwellen hierfür sehr hoch.

Der behandelnde Arzt kann sich bei Verstößen gegen diese Regelungen wegen Freiheitsberaubung strafbar machen. Das vorrangige Interesse aller Beteiligten ist es daher, ein einvernehmliches Behandlungskonzept zu erarbeiten, mit dem sich der Patient wohlfühlt.

Wissenswertes zum Betreuungsrecht

Wenn ein Gericht befindet, dass die psychische Erkrankung eines Menschen es nicht mehr zulässt, dass er seine Angelegenheiten selber vertritt, so kann es diese Person unter Betreuung stellen. In diesen Fällen ist eine durch das Gericht erzwungene Unterbringung auch möglich, ohne dass die erkrankte Person sich selber oder andere gefährdet.

Betroffene Personen haben die Möglichkeit, in gesundem Zustand durch das Erteilen einer Vorsorgevollmacht ihren Betreuer selber zu bestimmen.

Der Betreuer, egal ob gerichtlich verfügt oder persönlich bestimmt, ist allerdings keine „allmächtige" Instanz. Er wird einerseits vom Vormundschaftsgericht kontrolliert und kann andererseits auch durch den Betroffenen selber abgesetzt werden – hierzu bestehen festgelegte gerichtliche Verfahren, in deren Rahmen ein Gutachter zurate gezogen werden muss und auf Wunsch auch andere Vertrauenspersonen angehört werden müssen.

Längere Aufenthalte

Wie auch in anderen Krankenhäusern gibt es in psychiatrischen Kliniken bestimmte Tagesabläufe, an welche sich die Patienten nach Möglichkeit halten sollten. Visiten und medizinische Untersuchungen finden üblicherweise vormittags statt. In Psychiatrien werden häufig Bewegungstherapien und Ausflüge angeboten, denen auch eine hohe therapeutische Bedeutung zugemessen wird. Zur Erprobung der Therapiebemühungen ist es außerdem üblich, die Patienten für einzelne Übernachtungen oder Wochenenden nach Hause zu beurlauben.

Übrigens: Besuche sind in der Regel auch in einer Psychiatrie möglich.

„Geschlossene" und teiloffene Abteilungen

Infolge eines akuten psychiatrischen Notfalls untergebrachte Personen finden sich meist in einer sogenannten geschlossenen Abteilung wieder. Das sind Bereiche einer Klinik, die durch Türen gesichert sind, welche nur vom Personal geöffnet werden können. Dabei handelt es sich um eine Sicherheitsmaßnahme, um Selbst- oder Fremdgefährdung auszuschließen. Viele Patienten werden freiwillig auf diesen Stationen behandelt.

Patienten, die auf richterlichen Beschluss oder auf Antrag des Betreuers behandelt werden, sind entweder in einer solchen geschlossenen oder in einer teiloffenen Abteilung untergebracht. Die Einrichtungen selber sprechen gerne von „geschützten Bereichen", und tatsächlich geht es hierbei weniger darum, den Betroffenen einzusperren, als darum, ein überschaubares und reizarmes Umfeld anzubieten, in dem eine konzentrierte und ruhige Reflexion und Behandlung möglich ist.

Kontrollmechanismen

Rechtlich garantierte Kontrollmechanismen schließen aus, dass ein Patient ohne absolute medizinische Notwendigkeit gegen seinen Willen dort festgehalten wird.

Service

Adressen

Anbieter von Erste-Hilfe-Kursen (Auswahl)

Arbeiter-Samariter-Bund Deutschland e. V.
Sülzburgstraße 140
50937 Köln
Telefon: 0221 / 476 05 – 0
Fax: 0221 / 476 05 – 288
E-Mail: info@asb.de
www.asb.de

Deutsches Rotes Kreuz e. V.
Generalsekretariat
Carstennstr. 58
12205 Berlin
Telefon: 030 / 854 04 – 0
Fax: 030 / 854 04 – 450
E-Mail: drk@drk.de
www.drk.de

Johanniterorden
Finckensteinallee 111
12205 Berlin
Telefon: 030 / 230 99 70 – 0
Fax: 030 / 230 99 70 – 256
E-Mail: info@johanniterorden.de
www.johanniter.de

Malteser Zentrale
Kalker Hauptstraße 22–24
51103 Köln
Telefon: 0221 / 9822 – 0
Fax 0221 / 9822 – 399
E-Mail: malteser@malteser.org
E-Mail: info@ .de
www.malteser.de

Bei psychiatrischen Notfällen

Telefonseelsorge in Deutschland
bundesweit, kostenlos,
rund um die Uhr
Telefon: 0800 / 111 0 111
www.telefonseelsorge.de

Psychosoziale Notfallversorgung des DRK
bundesweit, kostenlos,
rund um die Uhr
Telefon: 08000 / 365 000
www.drk.de/hilfe-in-deutschland/bevoelkerungsschutz/psychosoziale-notfallversorgung/

Wichtige Adressen zur Organ- und Gewebespende sowie zur Transplantationsmedizin

Infotelefon Organspende
bundesweit, kostenlos, montags bis freitags von 9 bis 18 Uhr
Telefon: 0800 / 90 40 400
E-Mail: infotelefon@organspende.de

Bundesministerium für Gesundheit (BMG)
Rochusstr. 1
53123 Bonn
Telefon: 0228 / 99 44 1 – 0
Fax: 0228 / 99 44 1 – 19 21
E-Mail: poststelle@bmg.bund.de
www.bmg.bund.de

Bundesärztekammer / Arbeitsgemeinschaft der deutschen Ärztekammern
Herbert-Lewin-Platz 1 (Wegelystraße)
10589 Berlin
Telefon: 030 / 400 456 – 0
E-Mail: info@baek.de
www.bundesaerztekammer.de

Deutsche Stiftung Organtransplantation (DSO)
Deutschherrnufer 52
60594 Frankfurt am Main
Telefon: 069 / 677 328 – 0
E-Mail: presse@dso.de
www.dso.de

Stiftung Eurotransplant
Plesmanlaan 100
NL-2332 Leiden
Telefon: 0031 / 71 / 579 58 – 00
www.eurotransplant.nl

Ausfüllhilfe Patientenverfügung

In einer Patientenverfügung können Sie im Voraus festlegen, für welche Krankheitssituation Sie in bestimmte medizinische Behandlungen einwilligen und welche Sie ablehnen.

Trennen Sie das Formular für die Patientenverfügung heraus, legen Sie es neben diese Anleitung und füllen Sie Schritt für Schritt die Ihnen wichtigen Punkte aus.

Wenn ich,

Tragen Sie an dieser Stelle Ihren vollständigen Namen und Ihre aktuelle Adresse ein. Auch wenn Sie später einmal umziehen sollten, ändert dies nichts an der Wirksamkeit der Patientenverfügung.

Tipp: Es empfiehlt sich, die Patientenverfügung in regelmäßigen Abständen zu aktualisieren. Der Grund hierfür ist, dass die Medizin voranschreitet und die Heilmethoden sich ändern.

Auch Ihre persönlichen Einstellungen können sich über die Zeit ändern. Daher sollten Sie die Verfügung ab und zu auf den Prüfstand stellen. Es gibt jedoch keine gesetzliche Vorschrift, dass die Patientenverfügung aktualisiert werden muss. Auch ist nicht vorgeschrieben, dass bestimmte Zeiträume einzuhalten sind.

zur Willensbildung oder verständlichen Äußerung nicht mehr in der Lage bin …

Die Patientenverfügung greift immer erst dann, wenn Sie selbst nicht mehr entscheidungsfähig sind. Solange Sie Ihre gesundheitlichen Belange selbst wahrnehmen können, zählt Ihr geäußerter Wille.

1. In Todesnähe

Ihre Erkrankung ist so weit fortgeschritten, dass der Sterbeprozess eingesetzt hat. Für diese Zeit sollen folgende Entscheidungen gelten:

1.1 Wenn Sie an dieser Stelle ein Kreuz machen, stellen Sie sicher, dass nicht in den Sterbevorgang eingegriffen wird.

1.2 Mit einem Kreuz werden keine Wiederbelebungsversuche vorgenommen, sodass Ihr Sterbevorgang nicht künstlich verlängert wird.

1.3 Mit einem Kreuz an dieser Stelle schließen Sie aus, dass Sie über eine Sonde durch Mund, Nase oder Bauch künstlich ernährt und am Leben erhalten werden.

1.4 Mit einem Kreuz verhindern Sie, dass Sie künstlich beatmet werden, sodass sich Ihre natürliche Atmung im Sterben einstellen kann.

1.5 Mit einem Kreuz schließen Sie aus, dass künstlich Flüssigkeit verabreicht wird. Das hat nicht zur Folge, dass Sie an einem Durstgefühl leiden müssen.

1.6 Mit einem Kreuz wird das Durstgefühl im Sterbeprozess durch die an dieser Stelle beschriebenen Maßnahmen gelindert.

1.7 Mit einem Kreuz stellen Sie sicher, dass die Ärzte alle Maßnahmen zur Linderung der genannten Symptome ergreifen.

2. Bei unheilbarer Krankheit im Endstadium

Sie befinden sich im Endstadium einer unheilbaren Krankheit. Der Zeitpunkt Ihres Todes ist aber noch nicht absehbar. In dieser Situation ist es rechtlich erlaubt, medizinische Behandlungen abzubrechen. Aber nur, wenn eine entsprechende Willensäußerung von Ihnen vorliegt.

2. 1 Wenn Sie an dieser Stelle des Formulars ein Kreuz machen, stellen Sie sicher, dass man der Krankheit ihren natürlichen Lauf lässt und Sie sterben dürfen.

2. 2 Mit einem Kreuz werden keine Wiederbelebungsversuche vorgenommen, sodass Ihre Lebenszeit nicht künstlich verlängert wird.

2. 3 Mit einem Kreuz schließen Sie hier aus, dass Sie über eine Sonde durch Mund, Nase oder Bauch künstlich ernährt und damit am Leben erhalten werden.

2. 4 Mit einem Kreuz verhindern Sie, dass Sie künstlich beatmet werden, sodass sich Ihre natürliche Atmung einstellen kann.

2. 5 Mit einem Kreuz schließen Sie aus, dass künstlich Flüssigkeit verabreicht wird. Das hat nicht zur Folge, dass Sie an einem Durstgefühl leiden müssen.

2. 6 Mit einem Kreuz wird das Durstgefühl durch die an dieser Stelle beschriebenen Maßnahmen gelindert.

2. 7 Mit einem Kreuz stellen Sie sicher, dass die Ärzte alle Maßnahmen zur Linderung der genannten Symptome ergreifen.

3. Bei Hirnschädigung

Schwere Schäden des Gehirns, unabhängig von der Ursache, können mit dem Verlust der Einsichtsfähigkeit und Entscheidungsfähigkeit einhergehen. Direkter Kontakt zu anderen Menschen ist in einer solchen Situation häufig nicht mehr möglich. Die Zustände können von der Dauerbewusstlosigkeit bis zu wachkomaähnlichen Krankheitsbildern führen. Meist sind die Patienten vollständig von Pflege abhängig und bettlägerig. Der Todeszeitpunkt ist aber – wie in den Fällen unter Punkt 2 – noch nicht absehbar.

Nur äußerst selten finden etwa (Wach-)Komapatienten noch nach Jahren der stärksten Pflegebedürftigkeit in ein Bewusstsein zurück.

Zur Prognose derartiger Krankheitszustände sollen zwei Ärzte ihre Meinung abgeben. Dann können Sie regeln:

→ Punkte 3. 1 bis 3. 7, Erklärung siehe Punkte 2. 1 bis 2. 7

4. Bei Hirnabbau

Demenz und andere Erkrankungen, die einen Gehirnabbau zur Folge haben, können in einem späten Stadium dazu führen, dass Sie immer stärker pflegebedürftig werden und schließlich auch nicht mehr in der Lage sind, selbst Nahrung und Flüssigkeit auf natürliche Art und Weise zu sich zu nehmen. Auch die Unterstützung Angehöriger und Pflegender bei der Nahrungsaufnahme hilft Ihnen nicht mehr.

In diesem Spätstadium ist Ihr Todeszeitpunkt jedoch – wie in den Fällen unter Punkt 2 – noch nicht absehbar. Dennoch können Sie regeln:

→ Punkte 4. 1 bis 4. 7, Erklärung siehe Punkte 2. 1 bis 2. 7

5. Organspende

Heute können viele Organe transplantiert werden. Setzen Sie sich mit dem Thema Organspende auseinander.

Sind Sie grundsätzlich mit einer Organspende einverstanden, kreuzen Sie an dieser Stelle ein „Ja" an. Dann können die Ärzte Ihre Körperfunktionen künstlich aufrechterhalten, bis die Organe entnommen wurden.

6. Vorsorgevollmacht / Betreuung

6. 1 Setzen Sie an dieser Stelle ein Kreuz bei „Ja" und nennen Sie Namen und Adresse der bevollmächtigten Person/en, wenn Sie eine Vorsorgevollmacht erteilt haben.
Wichtiger Hinweis: Sie sollten den Inhalt Ihrer Patientenverfügung in jedem Fall mit Ihren Bevollmächtigten besprechen und ihnen jeweils eine Kopie aushändigen.

6. 2 Setzen Sie ein Kreuz, wenn Sie keinen Bevollmächtigten benannt haben, aber später von Amts wegen ein Betreuer für Sie zuständig ist. Damit ist dieser verpflichtet, Ihre Patientenverfügung umzusetzen.

7. Widerruf und Änderung

Es ist ratsam, die Verfügung ab und an zu überprüfen. Fragen Sie sich, ob Sie daran festhalten oder bestimmte Punkte anders regeln wollen.

8. Seelsorge und Beistand

An dieser Stelle können Sie festlegen, ob Sie von einem Priester, Pastor, einem Hospizverein oder einer anderen Person Ihres Vertrauens in Ihrer Sterbephase begleitet werden wollen.

9. Bei dieser Patientenverfügung wurde ich beraten von:

Es ist zwar rechtlich nicht vorgeschrieben, dass man sich zum Erstellen einer Patientenverfügung beraten lassen muss, aber es empfiehlt sich, Beratung in Anspruch zu nehmen. Hierfür können Sie sich zum Beispiel an Rechtsanwälte, Ärzte oder Mitglieder von Betreuungsvereinen oder Betreuungsbehörden wenden.

Empfehlenswert ist, dass Ihr Berater an dieser Stelle ebenfalls unterschreibt.

10. Arzt meines Vertrauens ist:

Falls Sie in der Patientenverfügung einen Arzt Ihres Vertrauens nennen möchten, können Sie dies an dieser Stelle tun.

11. Abschlusserklärung und Unterschrift

Unterschreiben Sie die Verfügung mit Ihrem vollständigen Namen. Nennen Sie außerdem Ort und Datum.

Überprüft und bestätigt

Falls Sie Ihre Patientenverfügung regelmäßig prüfen, vermerken Sie die Überprüfungen mit Ort, Datum und Unterschrift am Ende des Formulars.

Register

Die Autoren

Dr. med. Jessica Braun ist seit 2003 Fachärztin für Allgemeinmedizin mit der Zusatzbezeichnung Flug- und Reisemedizin.

Marcus von Jordan ist seit 25 Jahren als selbstständiger Kommunikationsberater tätig. Er ist Geschäftsführer der Schwingenstein-Stiftung und des Mediendienstes www.piqd.com.

Fachlich geprüft wurde dieser Ratgeber von **Prof. Dr. Axel Ekkernkamp,** Professor für Unfallchirurgie an der Universitätsmedizin Greifswald und Ärztlicher Direktor des Unfallkrankenhauses in Berlin-Marzahn.

Die Stiftung Warentest wurde 1964 auf Beschluss des Deutschen Bundestages gegründet, um dem Verbraucher durch vergleichende Tests von Waren und Dienstleistungen eine unabhängige und objektive Unterstützung zu bieten.

2. Auflage

Stiftung Warentest
Lützowplatz 11–13
10785 Berlin
Telefon 0 30/26 31–0
Fax 0 30/26 31–25 25
www.test.de
email@stiftung-warentest.de

USt-IdNr.: DE136725570

Vorstand: Hubertus Primus
Weitere Mitglieder der Geschäftsleitung:
Dr. Holger Brackemann, Julia Bönisch, Daniel Gläser

Programmleitung: Niclas Dewitz

Autoren: Dr. med. Jessica Braun, Marcus von Jordan
Projektleitung / Lektorat: Carmen Flecks, Florian Ringwald, Veronika Schuster

Fachliche Mitarbeit: Axel Ekkernkamp, Professor für Unfallchirurgie Universitätsmedizin Greifswald, Ärztlicher Direktor BG Klinikum Unfallkrankenhaus Berlin gGmbH; Dr. Nicolay Marstrander, Facharzt für Psychiatrie und Psychotherapie, Isar-Amper-Klinikum Fürstenfeldbruck, Oberärztliche Leitung der Klinik FFB; Marco Ludik, Facharzt für Orthopädie und Unfallchirurgie, Hamburg
Korrektorat: Hartmut Schönfuß, Berlin
Titelentwurf: Josephine Rank, Berlin
Layout: Martina Römer
Illustrationen: kleiner-retter GmbH

Produktion: Vera Göring
Verlagsherstellung: Rita Brosius (Ltg.), Romy Alig, Susanne Beeh
Litho: tiff.any, Berlin
Druck: westermann DRUCK | pva, Braunschweig

ISBN: 978-3-7471-0596-2

Wir haben für dieses Buch 100 % Recyclingpapier verwendet. Stiftung Warentest druckt ausschließlich in Deutschland, weil hier hohe Umweltstandards gelten und kurze Transportwege für geringe CO_2-Emissionen sorgen. Auch die Weiterverarbeitung erfolgt ausschließlich in Deutschland.

Notrufnummern

Euro-Notruf 112

Polizei-Notruf 110

Ärztlicher Bereitschaftsdienst 116 117

Telefonseelsorge 0800/1110111

Giftnotruf

Tragen Sie hier den Giftnotruf Ihrer Region ein

Stiftung Warentest

Im Notfall benachrichtigen

Vorname

Nachname

Adresse

Telefonnummer

E-Mail

Bezug zum Patienten (Partner, Familie, Nachbar).

Ersatzweise benachrichtigen

1. Name/Telefonnummer

2. Name/Telefonnummer

Wichtige Informationen

Name und Adresse Ihres Hausarztes

Name und Adresse Ihres Pflegedienstes

Name und Adresse Ihrer Apotheke

Aufbewahrungsort Notfall-Set und wichtige Unterlagen

- [ ] Ich habe eine Patientenverfügung
- [ ] Ich habe eine Vorsorgevollmacht
- [ ] Ich habe eine Betreuungsverfügung
- [ ] Ich habe einen Organspendeausweis

Stiftung Warentest

NOTFALLPASS / EMERGENCY PASSPORT

Name

Datum / *Date*

Geburtsdatum / *Date of birth*

Blutgruppe / *Blood Type*

Organspender *Organ donor* ○ Ja / *Yes* ○ Nein / *No*

Euro-Notruf / *Emergency call EU* **112** Polizei-Notruf / *Police Emergency* **110**

Organspendeausweis

nach § 2 des Transplantationsgesetzes

Organspende

Name, Vorname

Geburtsdatum

Straße

PLZ, Wohnort

BZgA Bundeszentrale für gesundheitliche Aufklärung

Organspende schenkt Leben.

Antwort auf Ihre persönlichen Fragen erhalten Sie beim Infotelefon Organspende unter der gebührenfreien Rufnummer 0800/90 40 400.

1 Wenn Sie an eine verunglückte Person herantreten, ist die erste Maßnahme, das Bewusstsein des Betroffenen zu prüfen (siehe „Bewusstlosigkeit“, S. 20).

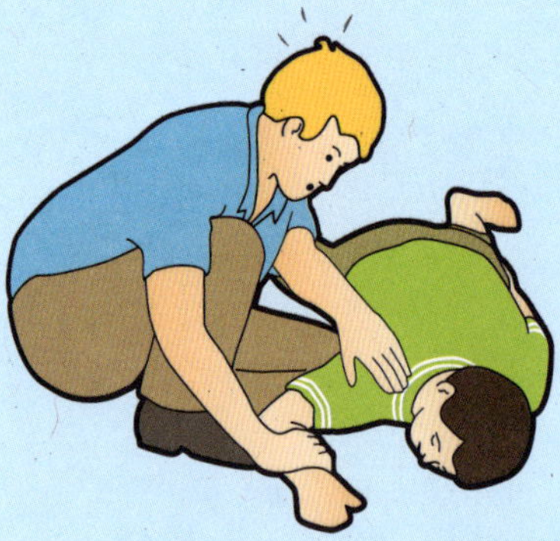

2 Ist der Betroffene ohne Bewusstsein, setzen Sie als Erstes den Euronotruf 112 ab!

3 Überprüfen Sie dann die Atmung (siehe „Atemkontrolle und Atemspende, S. 24).

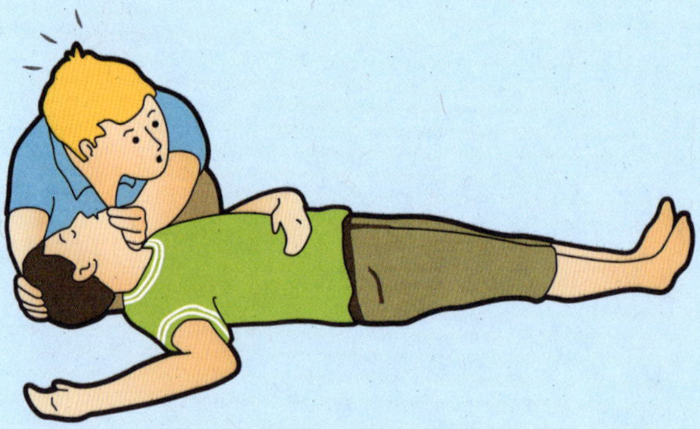

4 Ist der Betroffene bewusstlos – aber er atmet regelmäßig – bringen Sie ihn in die stabile Seitenlage (siehe „Stabile Seitenlage“, S. 22), überstrecken Sie seinen Kopf, halten Sie die Atemwege frei und überwachen Sie die Atmung, bis Hilfe eintrifft.

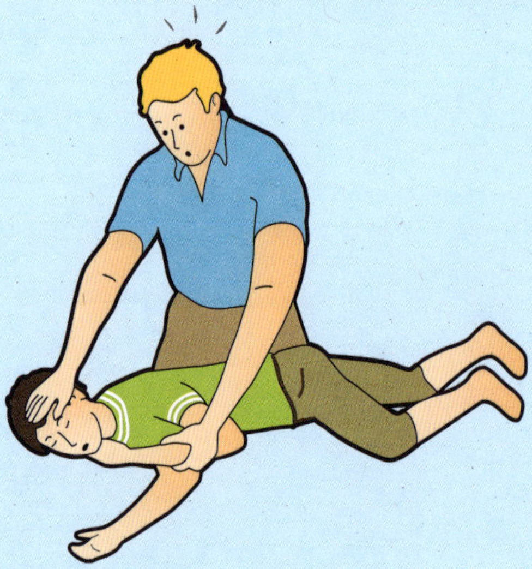

5 Ist der Betroffene bewusstlos – und er atmet nicht oder nur unregelmäßig – beginnen Sie mit der Herzdruckmassage (siehe „Wiederbelebung“, S. 26).

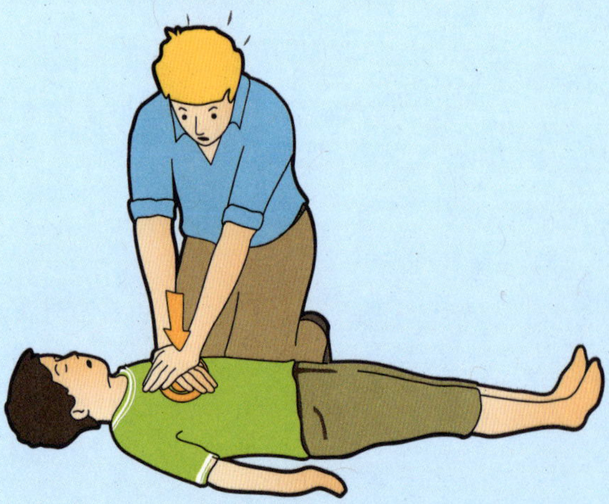

Erklärung zur Organ- und Gewebespende

Für den Fall, dass **nach meinem Tod** eine **Spende von Organen/Geweben zur Transplantation** in Frage kommt, erkläre ich:

◯ **JA**, ich gestatte, dass nach der ärztlichen Feststellung meines Todes meinem Körper Organe und Gewebe entnommen werden.

oder ◯ **JA**, ich gestatte dies, mit **Ausnahme** folgender Organe/Gewebe:

oder ◯ **JA**, ich gestatte dies, jedoch **nur** für folgende Organe/Gewebe:

oder ◯ **NEIN**, ich widerspreche einer Entnahme von Organen oder Geweben.

oder ◯ Über JA oder NEIN **soll** dann **folgende Person entscheiden**:

Name, Vorname — Telefon

Straße — PLZ, Wohnort

Platz für **Anmerkungen/Besondere Hinweise**

DATUM — UNTERSCHRIFT

Allergien, Unverträglichkeiten / *Allergies, Intolerances*

Chronische Krankheiten / *Chronic Illnesses*

Spezielles, Wichtiges / *Special, Important*

Regelmäßige Medikamente / *Regular Medication*

Hausarzt / *Family Doctor*

Im Notfall benachrichtigen / *Notify in case of emergency*

Service
Alle Vordrucke können Sie zusätzlich kostenlos bei uns herunterladen:
www.test.de/formulare-notfallset

Formulare
und Listen für den Notfall

Notrufnummern

Denken Sie daran: Wenn Sie einen Notruf absetzen, sprechen Sie mit einer Person, die dafür geschult wurde, Ihren Hilferuf aufzunehmen und entsprechend weiterzuleiten. Beantworten Sie so ruhig wie möglich alle Fragen und beenden Sie das Gespräch nicht selbst, sondern warten Sie, bis der Mitarbeiter der 112 das tut!

Bei Gefahr für Leben, Gesundheit, Umwelt und Besitz oder
bei Feuer und unübersichtlichen Unfall-Situationen
→ **rufen Sie den Euro-Notruf 112**

Bei Krankheit und offensichtlich ungefährlichen Unfällen außerhalb der üblichen Öffnungszeiten oder
wenn Sie Ihren Hausarzt nicht erreichen oder
wenn Sie auswärts unterwegs sind
→ **rufen Sie den ärztlichen Bereitschaftsdienst 116 117**

Bei Unfällen mit Gift oder dem Verdacht auf eine Vergiftung z. B. durch Medikamente und
wenn keine akute Lebensgefahr besteht,
→ **rufen Sie den Giftnotruf z. B. unter 030 – 192 40**

Tragen Sie hier den Giftnotruf in Ihrer Umgebung ein: ____________________

Eine Übersicht aller Giftnotrufnummern finden Sie unter
https://www.giz-nord.de/cms/index.php/giftnotrufliste-lang.html
→ **Bei akuter Lebensgefahr rufen Sie 112**

Bei dringend benötigten Arzneimitteln außerhalb der üblichen Öffnungszeiten oder
wenn Sie auswärts unterwegs sind
suchen Sie sich unter www.aponet.de die nächste diensthabende Apotheke heraus oder
→ **rufen Sie den zentralen „Apotheken-Notdienst" unter Festnetz 0800 – 00 22 8 33**
oder unter Mobil-Nummer 22 8 33

Bei seelischen oder psychiatrischen Notfällen können Sie sich eine geeignete Unterstützung
in Ihrer Region empfehlen lassen.
→ **Rufen Sie dazu bei der Telefonseelsorge an: 0800 – 111 0 111**

Wenn Sie ganz gezielt die Polizei erreichen wollen
→ **rufen Sie die 110**

Name und Nummer Ihres Hausarztes:

____

Name, Nummer und Fachgebiet weiterer Ärzte:

1. ____________________
Name / Nummer / Fachgebiet

2. ____________________
Name / Nummer / Fachgebiet

3. ____________________
Name / Nummer / Fachgebiet

Ihr „Notfallhelfer"

Wenn Sie im Notfall schnell Hilfe benötigen oder unvorbereitet in eine Klinik gebracht werden, ist es wichtig, vorab einen **„Notfallhelfer"** festgelegt zu haben. Einigen Sie sich mit einer vertrauten und gut erreichbaren Person auf diese Rolle und tragen Sie hier die entsprechenden Daten ein, sodass auch andere wissen, an wen sie sich, falls nötig, wenden können.

Kontaktdaten

Vorname ____________ Nachname ____________

Adresse ____________

Telefonnummer ____________ 2. Telefonnummer / Mobilnummer ____________

E-Mail ____________

Bezug zum Patienten (Partner, Familie, Nachbar)

____

☐ hat einen Wohnungs- / Haustürschlüssel

☐ weiß, wo die Arztunterlagen zu finden sind

☐ ist über Vorerkrankungen informiert

Erteilte Vollmachten:

____

____

Folgende Personen sind bei Notfall zu informieren:

1. ____________
Name / Bezug / Telefonnummer

2. ____________
Name / Bezug / Telefonnummer

3. ____________
Name / Bezug / Telefonnummer

Sonstiges

____

____

____

Ihr 2. „Notfallhelfer“

Ein Ersatz-Notfallhelfer sichert Sie doppelt ab. Geben Sie hier dessen Daten ein.

Kontaktdaten

Vorname

Nachname

Adresse

Telefonnummer

2. Telefonnummer / Mobilnummer

E-Mail

Bezug zum Patienten (Partner, Familie, Nachbar)

- ☐ hat einen Wohnungs- / Haustürschlüssel
- ☐ weiß, wo die Arztunterlagen zu finden sind
- ☐ ist über Vorerkrankungen informiert

Erteilte Vollmachten:

Folgende Personen sind bei Notfall zu informieren:

1.
Name / Bezug / Telefonnummer

2.
Name / Bezug / Telefonnummer

3.
Name / Bezug / Telefonnummer

Sonstiges

Informationen für Helfer

Bei einem Notfall hat man weder die Zeit noch den klaren Kopf dafür, an nützliches Gepäck für den Krankenhausaufenthalt zu denken. Anhand der folgenden Liste können Sie Nötiges und Gewünschtes angeben. Hinterlegen Sie diese Liste möglichst gemeinsam mit den erwähnten Unterlagen an einer Stelle, die Ihrem Notfallhelfer bekannt ist.

Welche Dinge sollen im Notfall ins Krankenhaus gebracht werden?

Unterlagen

- ☐ Einweisungsschein
- ☐ Versicherungskarte
- ☐ Personalausweis
- ☐ Befunde anderer Ärzte
- ☐ Impfpass
- ☐ Allergiepass
- ☐ Röntgenaufnahmen
- ☐ Medikamentenplan (S. 113)
- ☐ Sonstige Unterlagen ____________________

____

Hygieneartikel

- ☐ Handtücher/Waschlappen
- ☐ Duschgel/Shampoo
- ☐ Zahnpflegeartikel
- ☐ Bürste/Kamm
- ☐ Nagelschere/-feile
- ☐ Rasierer
- ☐ Deodorant
- ☐ Creme
- ☐ Tampons/Binden
- ☐ Fön
- ☐ Spiegel
- ☐ Sonstiges ____________________

____

Kleidung

- ☐ Schlafanzug/Nachthemd
- ☐ Unterwäsche
- ☐ Bademantel
- ☐ Strümpfe
- ☐ Hausschuhe
- ☐ Badelatschen
- ☐ Sonstiges ____________________

____

Verschiedenes

- ☐ Bücher
- ☐ Zeitschriften
- ☐ MP3-Player
- ☐ Mobiltelefon
- ☐ Schreibutensilien
- ☐ Wecker
- ☐ Adressbuch
- ☐ Hörgerät
- ☐ Gehstock
- ☐ Brille, Reinigungsmittel
- ☐ Kontaktlinsen, Reinigungsmittel
- ☐ Kleingeld
- ☐ Sonstiges ____________________

____

Was ist bei unerwarteter Abwesenheit zu erledigen?

Informieren von

- ☐ Arbeitgeber ____________________

____

- ☐ Hausverwaltung ____________________

____

- ☐ Pflegedienst ____________________

____

- ☐ Angehörige/Freunde ____________________

____

____

____

- ☐ Weitere ____________________

____

Absage regelmäßiger Termine

____

____

____

____

____

Versorgung von Haustieren

Versorgung von Pflanzen und Garten

Sonstiges

Kontaktdaten Ihrer Ärzte

Grundversorgung

Hausarzt / Hausärztlicher Internist:

Name, Vorname

Telefonnummer

Gynäkologe / Urologe:

Name, Vorname

Telefonnummer

Kinderarzt:

Name, Vorname

Telefonnummer

Zahnarzt / Kieferorthopäde:

Name, Vorname

Telefonnummer

Konsultierte Fachärzte

Fachrichtung

Name, Vorname

Telefonnummer

Fachrichtung

Name, Vorname

Telefonnummer

Fachrichtung

Name, Vorname

Telefonnummer

Fachrichtung

Name, Vorname

Telefonnummer

Medikamentenplan

Bitte tragen Sie hier alle **Medikamente** ein, die Sie zu sich nehmen (auch Medikamentenpflaster, Säfte, Zäpfchen o. Ä.). Geben Sie zudem für jedes Medikament die eingenommene **Dosierung in mg** an (siehe Packung) und wie häufig und wann am Tag Sie das Medikament jeweils einnehmen.

Datum

Medikamente, die Sie regelmäßig einnehmen

Name

Dosierung

☐ morgens ☐ mittags ☐ abends ☐ zur Nacht

Name

Dosierung

☐ morgens ☐ mittags ☐ abends ☐ zur Nacht

Name

Dosierung

☐ morgens ☐ mittags ☐ abends ☐ zur Nacht

Name

Dosierung

☐ morgens ☐ mittags ☐ abends ☐ zur Nacht

Name

Dosierung

☐ morgens ☐ mittags ☐ abends ☐ zur Nacht

Name

Dosierung

☐ morgens ☐ mittags ☐ abends ☐ zur Nacht

Name

Dosierung

☐ morgens ☐ mittags ☐ abends ☐ zur Nacht

Medikamente, die Sie nur bei Bedarf einnehmen

Name

Dosierung

☐ morgens ☐ mittags ☐ abends ☐ zur Nacht

Name

Dosierung

☐ morgens ☐ mittags ☐ abends ☐ zur Nacht

Name

Dosierung

☐ morgens ☐ mittags ☐ abends ☐ zur Nacht

Name

Dosierung

☐ morgens ☐ mittags ☐ abends ☐ zur Nacht

Name

Dosierung

☐ morgens ☐ mittags ☐ abends ☐ zur Nacht

Ausdrückliche Medikamenten-Unverträglichkeit

Name

Wirkstoff

Beobachtete Nebenwirkungen

Name

Wirkstoff

Beobachtete Nebenwirkungen

Persönliche medizinische Daten

Vorname, Name

Geburtsdatum

Ihre Vorerkrankungen bzw. Diagnosen:

(Wenn möglich mit Angabe, wann die Diagnose ungefähr gestellt wurde)

Infektionserkrankungen (z. B. HIV, Hepatitis B oder C, multiresistente Keime, Sonstige):

Herz-/Kreislauf-Erkrankungen (z. B. Blutdruck):

Atmungsorgane (z. B. Asthma, chron. Bronchitis):

Verdauungsorgane (z. B. Magengeschwür, Gallensteine):

Bewegungsapparat (z. B. Bandscheiben, Knie-Operationen):

Hormone (z. B. Schilddrüse, Gicht, Diabetes):

Neurologische Erkrankungen (z. B. Schlaganfall, Parkinson):

Psychiatrische Erkrankungen (z. B. Depression, Medikamentenabhängigkeit):

Gynäkologische oder urologische Erkrankungen (z. B. Prostatavergrößerung, Endometriose)

Weitere (z. B. Haut- oder Augenerkrankungen):

Angaben zu Operationen

Wenn möglich mit den Angaben wann, in welchem Krankenhaus und was genau operiert wurde.

1.

2.

3.

4.

Angaben zu Verkehrsunfällen

Wann? Was ist passiert? Was wurde auf welche Weise behandelt?

Angaben zu Sportunfällen

Wann? Was ist passiert? Was wurde auf welche Weise behandelt?

Angaben zu Arbeitsunfällen

Wann? Was ist passiert? Was wurde auf welche Weise behandelt?

Sind bei Ihnen Allergien oder Unverträglichkeiten bekannt?

Medikamente (z. B. Ibuprofen, Penicillin, Jod):

Pollen, Gräser:

Hausstaub:

Nahrungsmittel:

Tiere:

Andere:

Welche medizinischen Hilfsmittel benutzen Sie und seit wann?

Herzschrittmacher_

Sehhilfe/Brille (Dptr. re/li):

Hörgeräte (re/li):

Zahnschienen (nachts):

Schlafapnoe-Gerät:

Sauerstoff-Gerät:

Gehhilfen/Rollator:

Arm-/Beinprothesen:

Andere:

Nehmen Sie regelmäßig Suchtmittel ein?

Alkohol: Was und wie viel?	täglich	wöchentlich	gelegentlich
Nikotinkonsum: Was und wie viel?	täglich	wöchentlich	gelegentlich
Andere Drogen: Was und wie viel?	täglich	wöchentlich	gelegentlich

Fragen zum Arbeitsplatz

Beruf (Selbstst./Angestellt):

Vorw. Sitzend/Computertätigkeit:

Häufige Reisen/Auslandsreisen:

Reise mit Auto / Flugzeug / Bahn: ______________________________

Schicht- / Nachtarbeit: ______________________________

Chemikalien / Lacke / giftige Stoffe: ______________________________

Sonstige Informationen: ______________________________

Medizinische Ausweise

Ist ein **Impfpass** vorhanden?

____

Besitzen Sie einen **Blutgruppenausweis?**

____

Besitzen Sie einen **Organspendeausweis?**

____

Besitzen Sie einen **Allergiepass?**

____

Besitzen Sie einen **Medikamentenpass**, z. B. für Blutverdünner?

____

Bitten legen Sie vorhandene Dokumente bei oder geben Sie an, wo diese zu finden sind:

____

Vorsorgeuntersuchungen

Gehen Sie regelmäßig zur Hautkrebsvorsorge? Wann und wo?

____

Gehen Sie regelmäßig zum internistischen Check-up? Wann und wo?

____

Gehen Sie regelmäßig zur gynäkologischen / urologischen Vorsorgeuntersuchung? Wann und wo?

____

Lassen Sie sonstige andere Vorsorgeuntersuchungen vornehmen, z. B. Darmkrebsvorsorge? Wann und wo?

____

Versicherungsdaten

Ihre Krankenversicherung

☐ privat ☐ gesetzlich

Name der Krankenversicherung

Krankenversicherungs-Nummer

Postanschrift Krankenversicherung

Telefonnummer Krankenversicherung

Ansprechpartner

Private Zusatzversicherung für ambulante Behandlungen / Zahnbehandlungen

Name der Versicherung

Versicherungs-Nummer

Postanschrift Versicherung

Telefonnummer Versicherung

Ansprechpartner

Private Zusatzversicherung für stationäre Behandlung

Name der Versicherung

Versicherungs-Nummer

Postanschrift Versicherung

Telefonnummer Versicherung

Ansprechpartner

Private Unfallversicherung mit zusätzlichen Krankenhausleistungen

Name der Versicherung

Versicherungs-Nummer

Postanschrift Versicherung

Telefonnummer Versicherung

Ansprechpartner

Patientenverfügung

Wenn ich,

____

(ggf. Titel) Vorname Name

____

Geburtsdatum Geburtsort

____

Straße Hausnummer, Postleitzahl Ort

zur Willensbildung oder verständlichen Äußerung meines Willens nicht mehr in der Lage bin, sollen Ärzte und Pfleger mich entsprechend der nachfolgenden Verfügung behandeln und pflegen.

1. In Todesnähe

Zutreffendes habe ich angekreuzt, nicht zutreffende Zeile(n) durchgestrichen

Wenn ich mich aller Wahrscheinlichkeit nach in einem nicht mehr abwendbaren Sterbeprozess befinde, verlange ich,

☐ **1.1** auf Maßnahmen zu verzichten, die bloß den Eintritt des Todes verzögern,

☐ **1.2** bei einem Herz-Kreislauf-Stillstand keine Wiederbelebungsmaßnahmen zu ergreifen,

☐ **1.3** mich nicht künstlich zu ernähren,

☐ **1.4** mich nicht künstlich zu beatmen,

☐ **1.5** die künstliche Zufuhr von Flüssigkeit nach dem Ermessen der Ärzte zu verringern,

☐ **1.6** durch Mundpflege, Erhöhung der Luftfeuchtigkeit und ähnliche Maßnahmen das Durstgefühl zu stillen,

☐ **1.7** Luftnot, Schmerzen, Angst, Unruhe, Erbrechen und anderen Krankheitserscheinungen entgegenzuwirken und mir dazu geeignete Medikamente zu geben, auch wenn dies die Lebenszeit unter Umständen verkürzt.

2. Bei unheilbarer Krankheit im Endstadium

Zutreffendes habe ich angekreuzt, nicht zutreffende Zeile(n) durchgestrichen

Wenn ich mich aller Wahrscheinlichkeit nach im Endstadium einer tödlich verlaufenden Krankheit befinde, verlange ich, auch wenn der Todeszeitpunkt noch nicht absehbar ist,

☐ **2.1** auf Maßnahmen zu verzichten, die bloß den tödlichen Verlauf meiner Erkrankung verzögern,

☐ **2.2** bei einem Herz-Kreislauf-Stillstand keine Wiederbelebungsmaßnahmen zu ergreifen,

☐ **2.3** mich nicht künstlich zu ernähren,

☐ **2.4** mich nicht künstlich zu beatmen,

☐ **2.5** die Zufuhr von Flüssigkeit nach dem Ermessen der Ärzte zu verringern,

☐ **2.6** durch Mundpflege, Erhöhung der Luftfeuchtigkeit und ähnliche Maßnahmen das Durstgefühl zu stillen,

☐ **2.7** Luftnot, Schmerzen, Angst, Unruhe, Erbrechen und anderen Krankheitserscheinungen entgegenzuwirken und mir dazu geeignete Medikamente zu geben, auch wenn dies die Lebenszeit unter Umständen verkürzt.

3. Bei Hirnschädigung

Wenn zwei in der Behandlung derartiger Fälle erfahrene Ärzte unabhängig voneinander zu dem Ergebnis kommen, dass ich wegen einer Gehirnschädigung etwa durch Unfall, Schlaganfall oder Entzündung oder infolge eines Herz-Kreislauf-Stillstands die Fähigkeit, bewusste Entscheidungen zu treffen und mit anderen Menschen in Kontakt zu treten, aller Wahrscheinlichkeit nach unwiederbringlich verloren habe, verlange ich die unten angekreuzten Maßnahmen, auch wenn nicht absehbar ist, wann ich sterben werde. Dies gilt auch, wenn nicht völlig auszuschließen ist, dass ich das Bewusstsein noch einmal wiedererlangen würde.

Zutreffendes habe ich angekreuzt, nicht zutreffende Zeile(n) durchgestrichen

☐ **3.1** auf Maßnahmen zu verzichten, die bloß den Eintritt des Todes verzögern,

☐ **3.2** bei einem Herz-Kreislauf-Stillstand keine Wiederbelebungsmaßnahmen zu ergreifen,

☐ **3.3** mich nicht künstlich zu ernähren,

☐ **3.4** mich nicht künstlich zu beatmen,

☐ **3.5** die Zufuhr von Flüssigkeit nach dem Ermessen der Ärzte zu verringern,

☐ **3.6** durch Mundpflege, Erhöhung der Luftfeuchtigkeit und ähnliche Maßnahmen das Durstgefühl zu stillen,

☐ **3.7** Luftnot, Schmerzen, Angst, Unruhe, Erbrechen und anderen Krankheitserscheinungen entgegenzuwirken und mir dazu geeignete Medikamente zu geben, auch wenn dies die Lebenszeit unter Umständen verkürzt.

4. Bei Hirnabbau

Zutreffendes habe ich angekreuzt, nicht zutreffende Zeile(n) durchgestrichen

Wenn mein Gehirn durch Abbauprozesse wie etwa Demenz so weit beeinträchtigt ist, dass ich nicht mehr in der Lage bin, Nahrung und/oder Flüssigkeit auf natürlichem Weg zu mir zu nehmen, selbst mithilfe Dritter, verlange ich,

☐ **4.1** auf Maßnahmen zu verzichten, die bloß den Eintritt des Todes verzögern,

☐ **4.2** bei einem Herz-Kreislauf-Stillstand keine Wiederbelebungsmaßnahmen zu ergreifen,

☐ **4.3** mich nicht künstlich zu ernähren,

☐ **4.4** mich nicht künstlich zu beatmen,

☐ **4.5** die Zufuhr von Flüssigkeit nach dem Ermessen der Ärzte zu verringern,

☐ **4.6** durch Mundpflege, Erhöhung der Luftfeuchtigkeit und ähnliche Maßnahmen das Durstgefühl zu stillen,

☐ **4.7** Luftnot, Schmerzen, Angst, Unruhe, Erbrechen und anderen Krankheitserscheinungen entgegenzuwirken und mir dazu geeignete Medikamente zu geben, auch wenn dies die Lebenszeit unter Umständen verkürzt.

5. Organspende

Ja ☐ Nein ☐

Ich bin bereit zu Organspenden und habe einen Organspendeausweis. Es ist mir bewusst, dass Organe nur nach Feststellung des Hirntods entnommen werden können, wobei bis dahin der Kreislauf künstlich aufrechterhalten bleiben muss. Deshalb gestatte ich ausnahmsweise für den Fall, dass bei mir eine Organspende medizinisch infrage kommt, die kurzfristige (Stunden bis höchstens wenige Tage umfassende) Durchführung intensivmedizinischer Maßnahmen zur Bestimmung des Hirntods bis zur anschließenden Organentnahme.

6. Vorsorgevollmacht / Betreuung

Ja ☐ Nein ☐

6.1 Ich habe neben dieser Patientenverfügung eine Vorsorgevollmacht erteilt und den Inhalt meiner Patientenverfügung mit meinem / meiner Bevollmächtigten besprochen und ihm / ihr eine Kopie ausgehändigt:

(ggf. Titel) Vorname Name

Geburtsdatum | Geburtsort

Straße Hausnummer, Postleitzahl Ort

Telefon | Fax | E-Mail-Adresse

und

(ggf. Titel) Vorname Name

Geburtsdatum | Geburtsort

Straße Hausnummer, Postleitzahl Ort

Telefon | Fax | E-Mail-Adresse

Der / Die Bevollmächtigte ist verpflichtet, diese Patientenverfügung umzusetzen. Ich entbinde Ärzte, Krankenhäuser und Pflegeeinrichtungen den Bevollmächtigten gegenüber von ihrer Schweigepflicht.

Ja ☐ Nein ☐

6.2 Sofern das Betreuungsgericht einen Betreuer eingesetzt hat, ist dieser verpflichtet, die Verfügung umzusetzen.

7. Widerruf und Änderung

Diese Patientenverfügung gilt, bis ich sie widerrufe oder eine andere Patientenverfügung aufsetze.

8. Seelsorge und Beistand

Ja ☐ Nein ☐ Ich bin Mitglied der evangelischen Kirche und bitte um geistlichen Beistand.

Ja ☐ Nein ☐ Ich bin Mitglied der römisch-katholischen Kirche und bitte um geistlichen Beistand.

Ja ☐ Nein ☐ Ich bin Mitglied der folgenden Glaubensgemeinschaft und bitte um deren geistlichen Beistand:

____

Ja ☐ Nein ☐ Ich bitte darum, bei einem Hospizverein um Beistand für mich nachzusuchen.

Ja ☐ Nein ☐ Ich wünsche eine Begleitung durch:

____

9. Bei dieser Patientenverfügung wurde ich beraten von:

____

(ggf. Titel) Vorname Name

____

Geburtsdatum Geburtsort

____

Straße Hausnummer, Postleitzahl Ort

____

Telefon Fax E-Mail-Adresse

Ich habe mit dem/der Verfügenden über seine/ihre Anweisungen für den Fall der oben in Punkt 1–4 genannten Erkrankungen gesprochen. Er/Sie war bei der Entscheidung über die Patientenverfügung bei klarem Bewusstsein und hat seinen/ihren Willen hier durchdacht und in Kenntnis der Konsequenzen geäußert.

____

Ort, Datum, Unterschrift

10. Arzt meines Vertrauens ist:

(ggf. Titel) Vorname Name

Straße Hausnummer, Postleitzahl Ort

Telefon Fax E-Mail-Adresse

11. Abschlusserklärung und Unterschrift

Ich habe diese Patientenverfügung nach reiflicher Überlegung und als Ausdruck meines Selbstbestimmungsrechts ausgefüllt.

Ort, Datum, Unterschrift Verfasser/in der Patientenverfügung

Ich habe meine Patientenverfügung überprüft und bestätige ihre Gültigkeit:

Ort, Datum Unterschrift Verfasser/-in der Patientenverfügung

Ort, Datum Unterschrift Verfasser/-in der Patientenverfügung

Ort, Datum Unterschrift Verfasser/-in der Patientenverfügung

Ort, Datum Unterschrift Verfasser/-in der Patientenverfügung

Schweigepflichtentbindung

Ich, Vollmachtgeber

Name, Vorname

Geburtsdatum, Geburtsort

Adresse

Telefonnummer, Fax, E-Mail

bevollmächtige hiermit:

Name, Vorname

Geburtsdatum, Geburtsort

Adresse

Telefonnummer, Fax, E-Mail

Ja ☐ Nein ☐ Ich entbinde Ärzte und sonstige Mitarbeiter von Praxen und Krankenhäusern von ihrer Schweigepflicht gegenüber dem Bevollmächtigten. Er soll und darf alle mich betreffenden Krankenunterlagen einsehen und die Übermittlung an Dritte bewilligen.

Ja ☐ Nein ☐ Der Bevollmächtigte darf mich gegenüber Ärzten, Praxen und Krankenhäusern vertreten und über alle Fragen zu Gesundheit und Behandlung entscheiden.

Ja ☐ Nein ☐ Er darf auch in ärztliche Behandlungen und Untersuchungen einwilligen, wenn diese oder mögliche Komplikationen lebensgefährlich sind oder schwere und/oder dauerhafte Gesundheitsschäden drohen. Das gilt auch für das Unterlassen und Beenden lebensverlängernder oder -erhaltender Maßnahmen (§1904 Abs. 1 und abs. 2 BGB).

Ja ☐ Er soll dabei meinen in der Patientenverfügung niedergelegten Willen durchsetzen.

Vollmachtgeber, Ort, Datum, Unterschrift

Bevollmächtigter, Ort, Datum, Unterschrift

Bankvollmacht

Erläuterung:
Bitte seien Sie sich bewusst, dass viele Banken in ihren allgemeinen Geschäftsbedingungen festlegen, dass für Vollmachten immer die bankeigenen Formulare benutzt werden müssen. Stimmen Sie also Ihre Vollmachten unbedingt mit Ihrem Bankberater ab.

Wenn Sie auf Nummer sicher gehen wollen, müssen Sie leider für alle Ihre Konten, auch bei unterschiedlichen Bankinstituten, die gewünschten Vollmachten absprechen und bestätigen lassen.

Die vorliegende Vollmacht ist zur Ablage bei Ihren Arztunterlagen trotzdem sinnvoll. Klären Sie dennoch mit Ihrer Bank ab, was genau der Bevollmächtigte darf.

Vollmacht für Banken und Sparkassen

Ich, Vollmachtgeber

Name, Vorname ______________________ Geburtsdatum, Geburtsort ______________________

Adresse ______________________

Telefonnummer, Fax, E-Mail ______________________

bevollmächtige hiermit:

Name, Vorname ______________________ Geburtsdatum, Geburtsort ______________________

Adresse ______________________

Telefonnummer, Fax, E-Mail ______________________

Ja	Nein	
☐	☐	Der Bevollmächtigte darf mich gegenüber allen Banken, Sparkassen, Fondsgesellschaften, Wertpapierdienstleistern und ähnlichen Unternehmen vertreten. Er darf auch Konten, Depots und ähnliche Verträge kündigen, neu eröffnen und abschließen.
☐	☐	Der Bevollmächtigte darf bestehende Kontovollmachten kündigen.
☐	☐	Ich habe die Bevollmächtigung zusätzlich auf dem von meiner Bank dafür vorgesehenen Formular erteilt.

____
Vollmachtgeber, Ort, Datum, Unterschrift

____
Bevollmächtigter, Ort, Datum, Unterschrift

Vollmacht für Kommunikationsangelegenheiten

Ich, Vollmachtgeber

Name, Vorname

Geburtsdatum, Geburtsort

Adresse

Telefonnummer, Fax, E-Mail

bevollmächtige hiermit:

Name, Vorname

Geburtsdatum, Geburtsort

Adresse

Telefonnummer, Fax, E-Mail

Ja ☐ Nein ☐ Der Bevollmächtigte darf alle an mich gerichteten Briefe und Postsendungen annehmen und öffnen, auch wenn sie mit dem Vermerk „Eigenhändig" oder „Persönlich" versehen sind.

Ja ☐ Nein ☐ Der Bevollmächtigte darf meine Handy-, Telefon-, Internet- und Fernsehverträge kündigen sowie neue Verträge abschließen. Er darf auf alle in Zusammenhang mit der Nutzung gespeicherten Daten zugreifen sowie sie ändern und löschen (lassen).

Ja ☐ Nein ☐ Der Bevollmächtigte darf auf alle Daten zugreifen, sie ändern und löschen, die bei der Nutzung des Internets, einschließlich sozialer Netzwerke, E-Mail und ähnlicher Angebote, gespeichert werden.

Vollmachtgeber, Ort, Datum, Unterschrift

Bevollmächtigter, Ort, Datum, Unterschrift